心の病気を引き起こすストレスには、
自覚できているストレスと、
自覚できていない「隠れストレス」があります。
心の健康を取り戻すには、
実は、隠れストレスを消すことがすごく大事です。

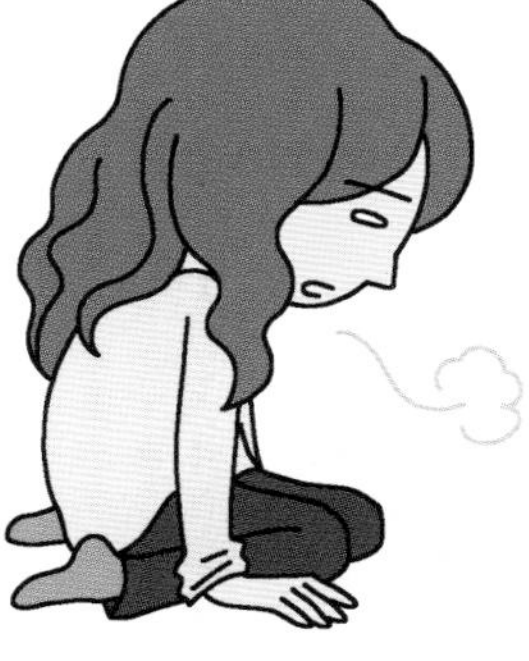

隠れストレスとは、
気づかないうちに心にダメージを与えているストレスです。

しばらく休息をとっても、環境を変えてみても、
薬を飲んでも心の状態がなかなかよくならないのは、
もしかすると、隠れストレスが原因かもしれません。
そうだとしたら、隠れストレスを消さない限り、
いったんは症状が軽くなることはあっても、
しばらくすると、また症状があらわれるようになります。

「隠れストレスなんてありません」
そう思っている人も多いことでしょう。
しかし、気づいていないからこそ隠れストレスなのです。

それでは、みなさんに質問します。

- 毎日、朝食を摂っていますか？
- 葉酸やビタミンDを意識して摂っていますか？
- 鉄や亜鉛などのミネラルは摂っていますか？
- 何か運動を続けていますか？
- 平日も休日も、同じ時間に起きていますか？

ひとつでも、「いいえ」と答えた人は、
隠れストレスを抱えている可能性があります。

隠れストレスとは、食事が乱れたり、運動が不足したり、
睡眠の質が悪くなったりすることでつくられるストレスです。
隠れストレスが続くと、少しずつ脳がうまくはたらかなくなります。

原因は、
セロトニン、ドーパミンなどの神経伝達物質をつくれなくなること、
脳の神経細胞を育てる物質が減少すること、
そして、慢性炎症によって神経細胞の活動が低下することです。

脳がうまくはたらかなくなると、
意欲がわかなくなります。元気も出なくなります。
何をやっても楽しく感じることがなくなります。

考えることが面倒になり、集中力も続かなくなります。
まさに、うつの症状です。

本書では、そんな隠れストレスを消す方法を、
食べ方を中心に紹介していくことにします。

神経伝達物質をつくる栄養素を摂り、
神経細胞を慢性炎症から守る食べ方に改めると、
心の健康を取り戻せるようになります。

さらに、運動不足を解消し、睡眠の質を高めれば、
うつをどんどん遠ざけられます。

はじめまして、精神科医の功刀浩《くぬぎひろし》です。
みなさんは、精神栄養学という新しい学問領域をご存じでしょうか。
心の病気や脳のはたらきに関連する、
栄養学的要因や食生活などについて明らかにする学問です。
食生活や運動の指導は、生活習慣病の治療や予防の基本とされていますが、
心の病気においても、その重要性がようやく注目されるようになってきました。
特にうつ病においては研究成果も増えてきていて、
うつ病は生活習慣病のひとつという考え方も成立しつつあります。

うつの症状の発現は心に大きなダメージを与えるストレスかもしれませんが、
そのストレスに耐えられない原因のひとつは、生活習慣にあるといえます。
心の健康を維持することができていれば、
もしかすると心の状態が悪くなることはなかったかもしれません。

第2章 うつを遠ざける 脳と心が整う栄養素

第3章

薬だけに頼らなくても、うつが遠ざかる食べ方

第4章 よく体を動かしてぐっすり眠れば、うつにはならない

第1章

隠れストレスを消して、食べ方でうつを遠ざける

世界中で増え続けているうつ病患者。約3億人

憂うつな気分が続き、何に対しても興味や喜びを感じられなくなる。食欲がわかない、ぐっすり眠れない、疲れやすい、集中力が続かない。重い場合は、自分を否定するようになったり、消えてなくなりたいと考えるようになったりする。

書き並べたのは、典型的な「うつ病」の症状ですが、そんな心の不調を訴える人が増えてきています。

厚生労働省が3年ごとに実施している「患者調査」によると、**2017年の気分障害の患者数は127万人**でした。

そのうち**男性は49万人**、**女性は78万人**。女性が多いのは、妊娠・出産といった身体的な理由や社会的な役割の変化など、男性よりも発症の原因が多いのではないかと考えられています。

気分障害とは、気分の変化が主な症状となって日常生活に支障をきたす精神疾患《しっかん》です。うつ状態だけが続くものを「うつ病」、躁《そう》状態とうつ状態の両者を呈するものを「双極性障害」といいます。

気分障害の患者数は、1999年には約44万人だったということですから、わずか18年で3倍近くに増えたことになります。いまでは、日本人の4～5人に1人が一生のうちに一度はかかり、誰もが発症する可能性がある身近な病気といわれます。

心の状態が悪くなる人が増えているのは、日本だけではありません。

うつ病患者は、世界でも増加しています。

WHO（世界保健機関）が2017年に発表した報告書によると、2015年の段階で世界には約3億人のうつ病患者がいるとされ、世界の人口の4・4％に相当するといいます。続けて、その患者数は、2005年から2015年の10年間で18％以上増加したと報告されています。

なかでも人口が増え続けているアジア・太平洋地域に約半数の患者が存在し、発展途上国では十分な治療を受けている人々の割合は10％以下だといいます。

心の不調を訴える人が急増。約20年で約3倍に！
～気分障害（うつ病・双極性障害）の患者数推移～

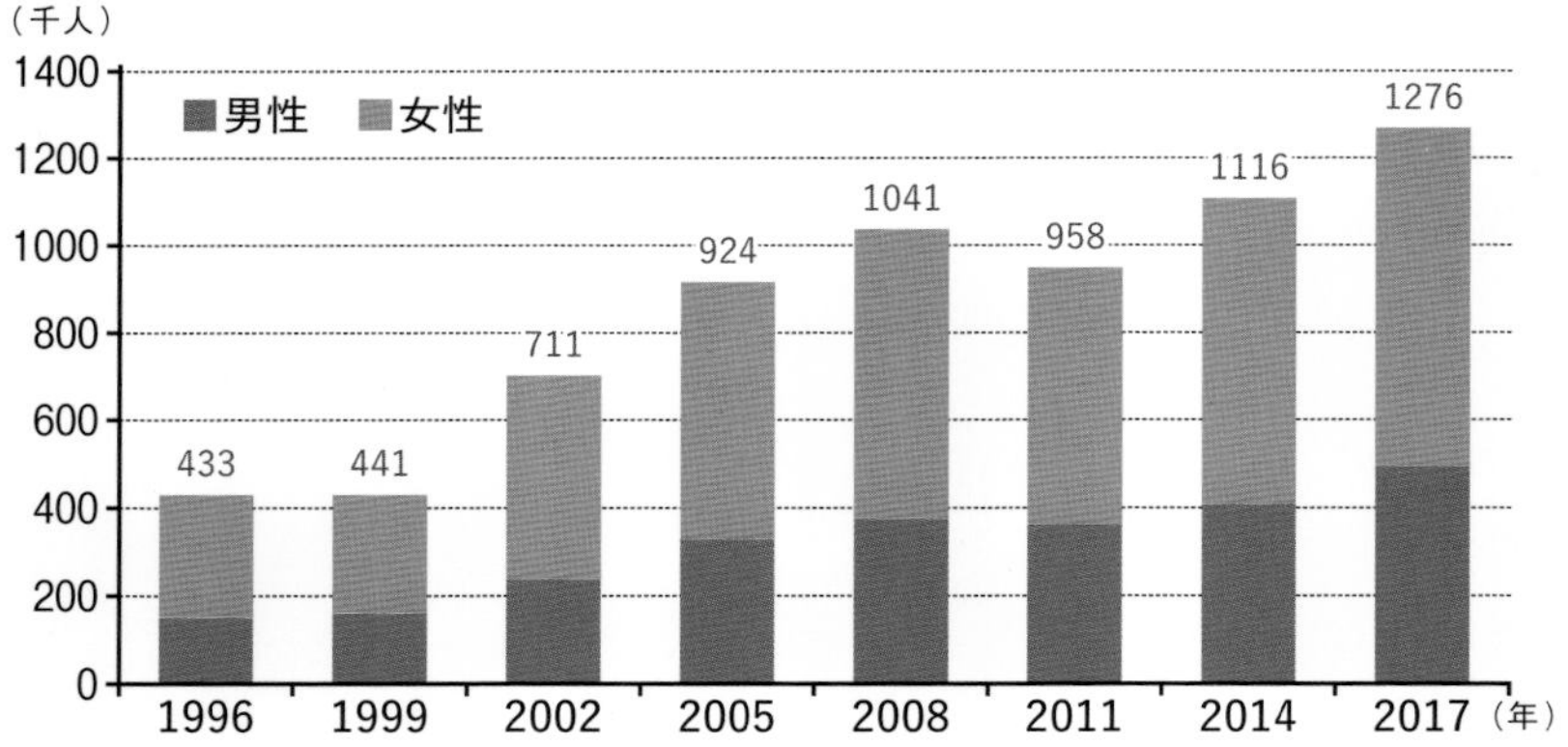

出典：厚生労働省「患者調査」

気分障害の患者数が一番多い年代は40代女性！
～気分障害の年代別患者数（2017年）～

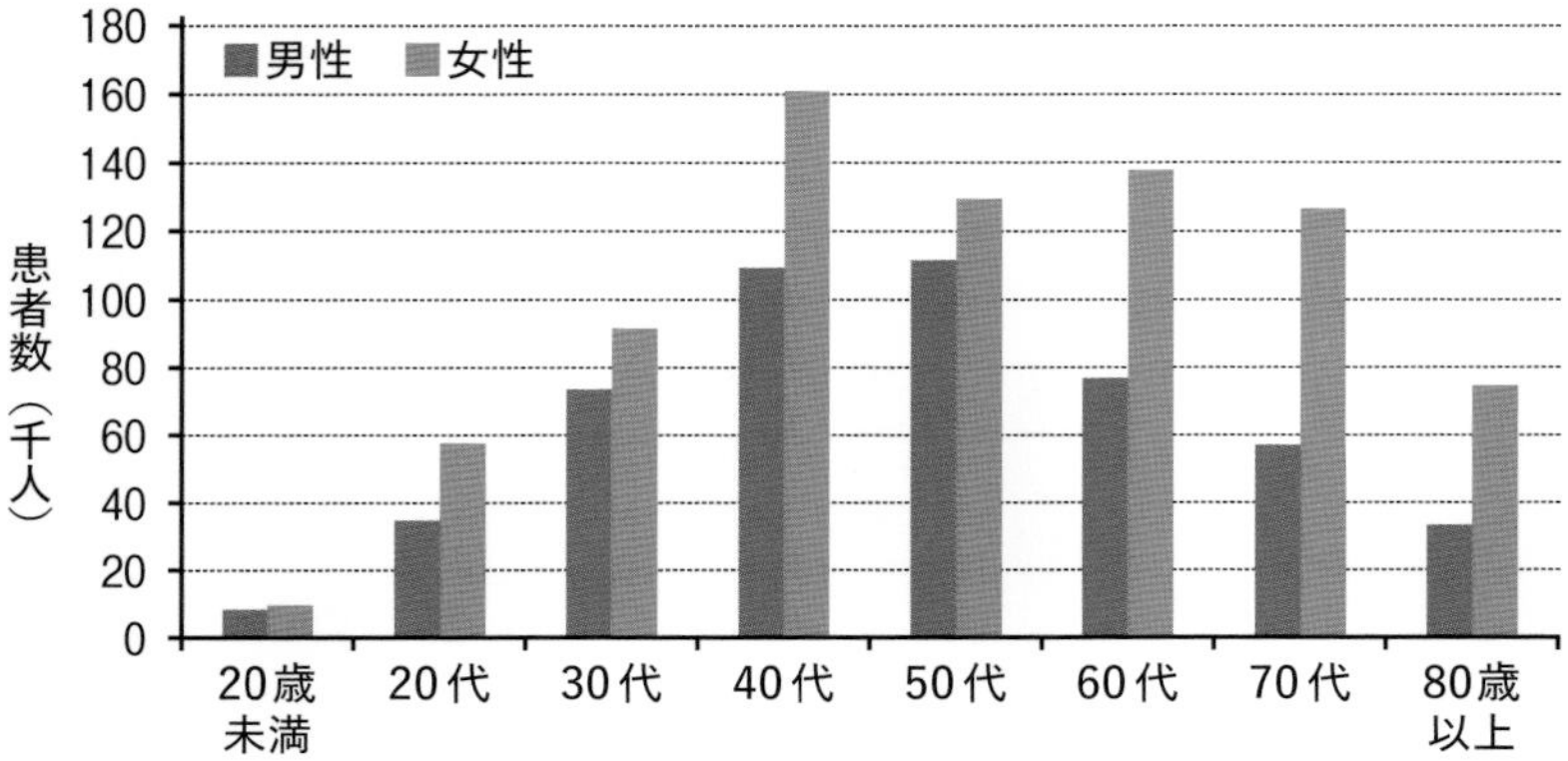

出典：厚生労働省「患者調査」（2017 年調査時）

ストレスには、自覚できるものとできないものがある

心の不調を訴える人が増えてきているのは、ストレス社会といわれるように、現代人は、日々さまざまなストレスにさらされて生きているからです。

みなさんも、仕事や対人関係のなかで、イライラしたり、ムカッときたり、ショックを受けたり、落ち込んだりすることがあると思います。それが積み重なって耐えられなくなり、やがてうつの症状があらわれるようになるのです。

こうした**仕事や対人関係から受けるストレス**は、**心にダメージを与えた原因を自覚できるストレス**です。「あの人が……」「こういう出来事が……」「あの仕事が……」などと、ストレスの原因を言葉にすることができます。

実は、**ストレスには、自覚できないタイプのものもあります。それを私は「隠れストレス」**と呼んでいますが、うつ病の人が増えてきているのは、この隠れストレスが

大きな原因ではないかと考えています。

私たちの体には、もともとストレスにさらされても耐えられるシステム（ストレス耐性）が備わっています。そのため、自覚できるストレスが多少かかっても、心へのダメージを軽減できます。みなさんも、怒ったり、落ち込んだりしても、時間が経つと忘れていたという経験があると思います。

このシステムを少しずつ弱体化するのが、隠れストレスです。

気づかないうちにストレスに弱くなっていると、それまでは耐えられていたストレスにも耐えられなくなります。

それでは、隠れストレスとはどういうものなのでしょうか？

それは、**便利な世の中だからこそ生まれた、現代人の生活習慣によるストレス**です。

おそらくストレスになっているなどと思ったこともないでしょう。

たとえば、**食生活から生まれるストレス**。

飽食の時代といわれますが、私たちは、おいしいものをいつでも食べられます。その反面、食べ過ぎや栄養の偏りという問題を抱えることになりました。

次に、**運動不足から生まれるストレス**。

自動車、エレベーター、エスカレーター、動く歩道など、私たちは自分の足を使わなくても移動できる手段を手に入れました。それによって日常生活での運動が不足するという問題が生まれました。

そして、**睡眠の量や質の低下から生まれるストレス**。

スマートフォンがあれば、いつでもどこでも誰とでもつながることができるし、遊べる時代になりました。もちろん、１日中仕事をすることもできます。便利で楽しい時間を得ることで削られたのが睡眠の時間です。


おいしいものが食べられる、楽しい時間を過ごせるのは、私たちにとってとてもうれしいことですが、それがストレスになっていることに気づいている人がどれくらいいるでしょうか。

食事の内容が乱れ、運動不足になり、睡眠時間が不足する。そんな**不健康な生活が、少しずつ私たちの心の健康をむしばんでいる**のです。

うつ病治療の5本目の柱「食と運動と睡眠」

心の不調と隠れストレスとの関係が注目されてきているのは、うつ病の治療をみてもわかります。これまでのうつ病の治療方法は、大きく分けて次の4つです。

①心身の休息…うつ病治療の第一は、弱っている心をしっかり休めることです。時間をかけて、心のエネルギーを回復させていきます。

②環境調整…心身の休息をとるために欠かせないのが、負担になっているストレス(自覚できるもの)から離れる、もしくは減らすことです。明らかなストレス源になっているのであれば、職場や家庭環境を変える必要もあるでしょう。

③心理療法…ストレスにうまく対処できるように、カウンセリングを通して、対人関係法、認知行動法などの指導、トレーニングを行っていく治療です。

④薬物療法…薬を使ってうつの症状を改善する治療法です。抗うつ薬を飲み続け、通

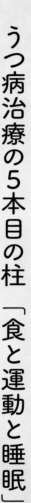

常は１〜２カ月で効果があらわれます。
ただし、副作用のせいで飲み続けられなかったり、服用しても効果が不十分であれば、別の薬を試すなど、何種類かの薬を試行錯誤することもあります。症状に合わせて睡眠薬、抗不安薬などを使用することもあります。

重症の場合は、電気痙攣《けいれん》療法（麻酔下で脳に数秒間、電流を流す治療法）が行われることもありますが、入院が必要なケースに限られます。

この４本柱に加えて、５本目の柱として期待されているのが、食生活、運動、睡眠などの生活習慣の指導です。近年さまざまな研究を通して、生活習慣の改善がうつ病の予防・回復にとても有効であることがわかってきています。

つまり、隠れストレスを解消できれば、うつヌケが早まるだけではなく、再発も起こしにくくなるということです。

ただし、生活習慣の改善がうつ病治療として効果があるのは事実ですが、専門医の治療が必要な程度に症状が重い場合は、症状をやわらげるための薬物療法が必要になります。

私たちの心は、脳内の神経伝達物質でつくられている

うつの症状があらわれるメカニズムについては未だすべてが解明されているわけではありませんが、現状いわれているのが「モノアミン仮説」、「BDNF仮説」と「炎症仮説」です。どの仮説においても、隠れストレスが大きく関係してきます。

モノアミン仮説では、モノアミン系といわれる神経伝達の機能が低下することでうつの症状があらわれる、と考えられています。

私たちの心は、ちょっとしたことで前向きになることもあれば、もやもやして沈むこともあります。その気持ちをつくっているのは、脳内で人の感情をコントロールする役割を果たしている神経伝達物質です。人間の脳には約1000億個ともいわれる神経細胞があります。その神経細胞の間を神経伝達物質がキャッチボールされることによって情報が伝わり、感情となってあらわれます。

神経伝達物質にはさまざまな種類がありますが、**モノアミン系といわれる神経伝達**

物質には、気持ちを安定させてくれるセロトニン、快感や意欲をかきたててくれるドーパミン、集中力を研ぎすましてくれるノルアドレナリンなどがあります。

このモノアミン系は、ヒトの活動全体を制御する司令塔としてはたらきます。

国民の生活を、中央に存在する国会議員が方向づけていることにたとえれば、脳の神経細胞のなかで一般の国民に該当するのがグルタミン酸神経系（興奮性）とギャバ神経系（抑制性）で、大多数の神経細胞はこのどちらかですが、脳幹という中央の部分に神経細胞があり、脳の神経細胞全体に枝を伸ばして、司令を出す国会議員のような役割を果たしているのがモノアミン系です。

こうした神経伝達物質がバランスよくつくられることで、心の健康は保たれています。逆にバランスが崩れたり、うまくつくれなくなったりすると、心の不調があらわれるようになります。

たとえばセロトニンが不足すると気持ちがイライラして不安になりやすくなります。ドーパミンやノルアドレナリンが不足するとやる気がなくなります。「楽しくない」「なんだか意欲がわかない」「元気が出ない」「悲しい気持ちから立ち直れない」などといった状態になるのは、神経伝達物質が不足しているからでもあるのです。

おいしいものばかりを食べていると、心が弱くなる？

隠れストレスが解消されないと、このモノアミン系の神経伝達物質がうまくつくれなくなります。

なぜなら、**私たちの体が食べたものでつくられているように、神経伝達物質も食べたものでつくられている**からです。食生活が乱れて栄養素に偏りが出てくると、当然ながら神経伝達物質をつくる材料がそろわなくなります。

ここまで解説すると、うつの改善に食事の見直しは当たり前のことのように思えるかもしれませんが、うつ病と食の関係は、これまであまり重要視されてきませんでした。病院でも食欲減退があるか否かを確認するくらいで、食事の内容を指導することなどほとんどなかったといえます。

うつ病と食の関係が軽視されてきた理由は主に2つです。

1つは、うつ病を心の病気として考えてきたために、食生活のような物質的な問題

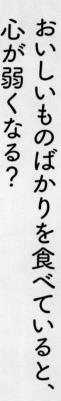

ではなく、精神的な部分で起きているはずだと考えていたからです。

もう1つは、食べ物が十分過ぎるほど手に入る時代に、神経伝達物質をつくる栄養素が不足するなどあり得ないという誤った考え方があったからです。

日本では、２０１８年に公開された環境省の統計によると、２０１５年の食品廃棄物は約２８４２万トン、このなかで本来は食べられたにもかかわらず捨てられた食品ロスは、約６４６万トンと推計されています。これは世界の食糧援助の合計よりも多い数値です。

これだけ食べる物に困らなければ、好きなものを食べているだけで必要な栄養素を十分に摂れると考えるのも不思議ではありません。しかし、生活習慣病の予防に「栄養をバランスよく摂りましょう」といわれるように、摂らなければいけない栄養素を摂らずに、摂り過ぎると健康を害する栄養素を摂る食生活に変わってしまった人が少なくありません。

好んでおいしいものばかりを食べていたことで、知らないうちに隠れストレスを抱えていたということです。そして、心が弱くなってしまっていたのです。

神経栄養因子の低下で心が麻痺する

ＢＤＮＦ（脳由来神経栄養因子）は、脳の神経細胞（ニューロン）を活発にしたり、保護したりする物質で、学習能力や記憶力などにおいて重要な役割を果たします。

たとえば、反復学習をすると記憶が形成されるといいますが、これは①神経細胞がくり返し活動する→②ＢＤＮＦが分泌《ぶんぴつ》される→③細胞同士がシナプスを形成してつながる→④記憶を形成する、というしくみによるといわれます。

前述のモノアミン系神経伝達物質の低下は、このＢＤＮＦの分泌量の低下を引き起こし、ひいては脳の神経細胞全体の機能低下を引き起こします。

この仮説は、１９９０年代前半に、ネズミに抗うつ薬を持続的に投与すると、脳の海馬《かいば》という領域でＢＤＮＦの量が増えることが報告されたことが発端になりました。

抗うつ薬は、モノアミン系の神経伝達物質を増やすことで症状を改善するといわれていましたが、ＢＤＮＦが増えるのが起点になるのではないかと考えられるようになったからです。

亡くなったうつ病の人の脳を調べると、海馬でＢＤＮＦの量が減っていたという報告が数多くあります。

このＢＤＮＦの量を減少させるもうひとつの要因が、慢性的なストレスです。隠れストレスは、まさに長期的にだらだらと続くストレスといえます。

私たちにはストレスに対応するシステムがあると紹介しましたが、その際に分泌されるのが、ストレスホルモンといわれるコルチゾールです。

そして、長期間のストレスでコルチゾールの過剰な分泌が続くと、ＢＤＮＦの生成が低下します。慢性的に続く隠れストレスが、気づかないうちに脳の機能を障害し、ひいては心の状態も麻痺させてしまうのです。

ただし、隠れストレスを解消するような生活習慣に改めると、ＢＤＮＦを増やせることもわかっています。詳しくは、第2章、4章で紹介します。

うつのリスクを高める新しい仮説、「慢性炎症」

近年、エビデンスがいくつも出てきているのが、「炎症仮説」です。

炎症仮説では、体内組織で起こった軽度の炎症から血液中に炎症性サイトカインという物質が放出され、それが脳内の炎症へとつながり、うつの症状を引き起こしているのではないかと考えられています。

もう少し詳しく解説すると、血液中に放出された炎症性サイトカインが脳にあるミクログリアという免疫細胞を活性化することで脳内に炎症が発生し、脳の神経細胞の活動が低下するということです。

最近の研究で、うつ病や統合失調症などの精神疾患《しっかん》の患者でミクログリアが過剰に活性化していることが報告されています。

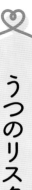

私たちは「心は心、体は体」と考えがちですが、心と体は密接につながっているのです。

炎症仮説も、その一例といっていいでしょう。

うつの原因が炎症となれば、「うつは甘えである」「心の弱い人がうつになる」といった誤った見方が減ることにもなります。

その事実を周囲の人たちが理解してくれるだけでも、うつ病患者の苦しみは軽減されるはずです。

現状のうつ治療のメインである薬物療法のターゲットとされているのは、モノアミン系の神経伝達物質です。**薬物療法で効果があらわれない患者さんは、もしかすると、慢性炎症が原因なのかもしれません。**

そうなると、治療方法は5本目の柱である、生活習慣の改善がカギになります。

なぜなら、体内で軽度の炎症を引き起こす原因のひとつとして重要視されているのは、不健康な生活からの肥満だからです。

体内の慢性炎症が脳の神経細胞をダメにする
～うつ症状の炎症仮説イメージ～

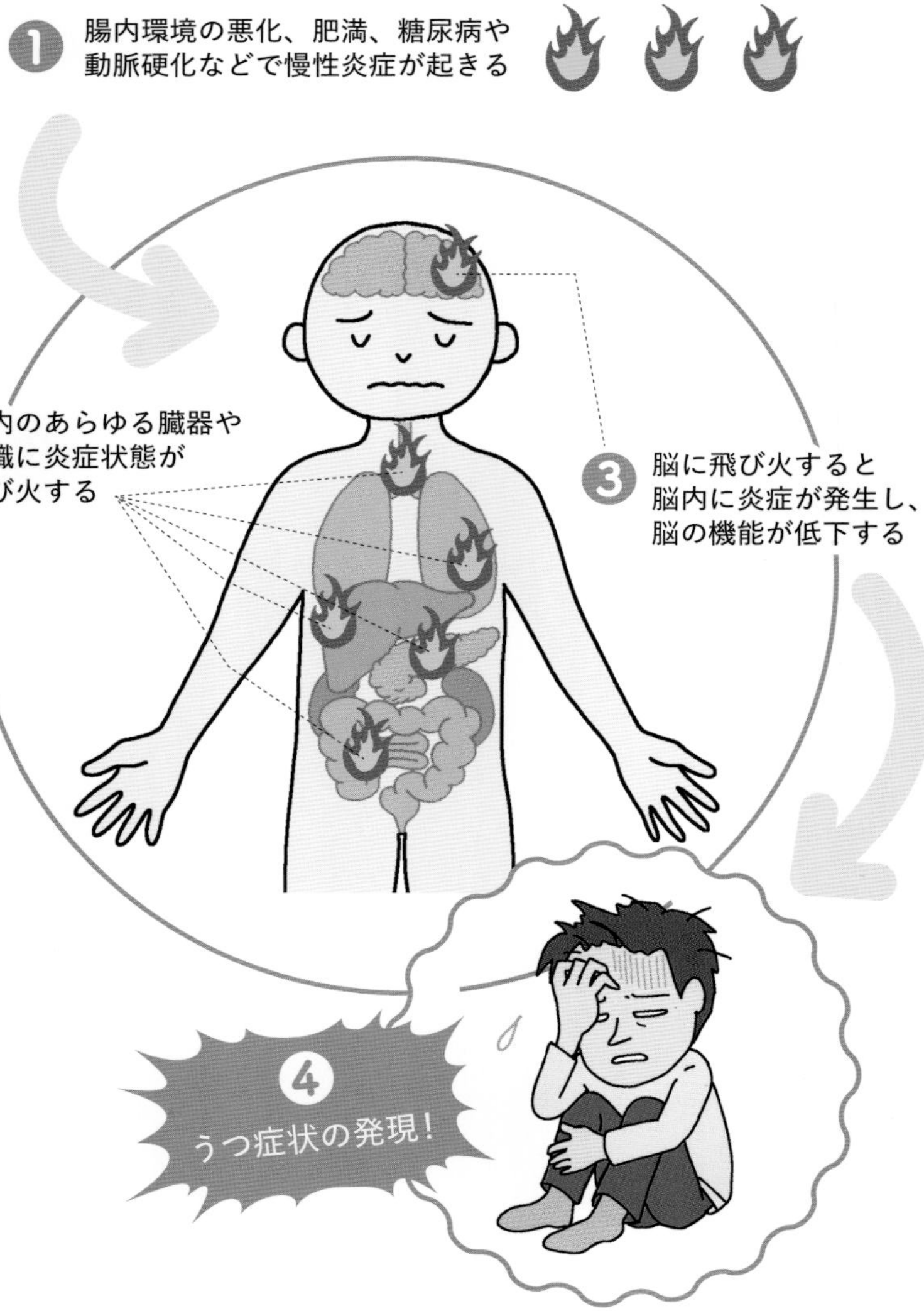
❶ 腸内環境の悪化、肥満、糖尿病や動脈硬化などで慢性炎症が起きる
❷ 体内のあらゆる臓器や組織に炎症状態が飛び火する

肥満になると、うつになるリスクが1・5倍になる

おいしいものをたくさん食べ、ろくに体も動かさず、夜遅くまでゲームで遊ぶなど不健康な生活を続けていると、どんどん太ります。隠れストレスがうつにつながるのは、肥満になると脂肪細胞が大きくなり、慢性炎症を引き起こすからでもあるのです。

最近の研究で、肥満とうつとの関係が明らかになってきています。

過去の研究を統合して解析するメタアナリシス（メタ解析ともいわれる）というエビデンスレベルの最も高い研究によれば、肥満はうつ病のリスクを1・5倍に、うつ病は肥満のリスクを1・5倍に高めると報告されています。私たちが解析した1万1876人の日本人が参加した大規模ウェブ調査でも興味深い結果が得られました。

うつ病の経験がある1000人と、うつ病の経験がない1万876人の食事や運動習慣を比較したところ、うつ病の経験がある人はそうではない人と比べて肥満の割合が約1・6倍多く、反対にやせ過ぎの人も約1・3倍多いという結果が出ています。

BMI30以上の肥満は
うつ病リスクが1.61倍に上がる！

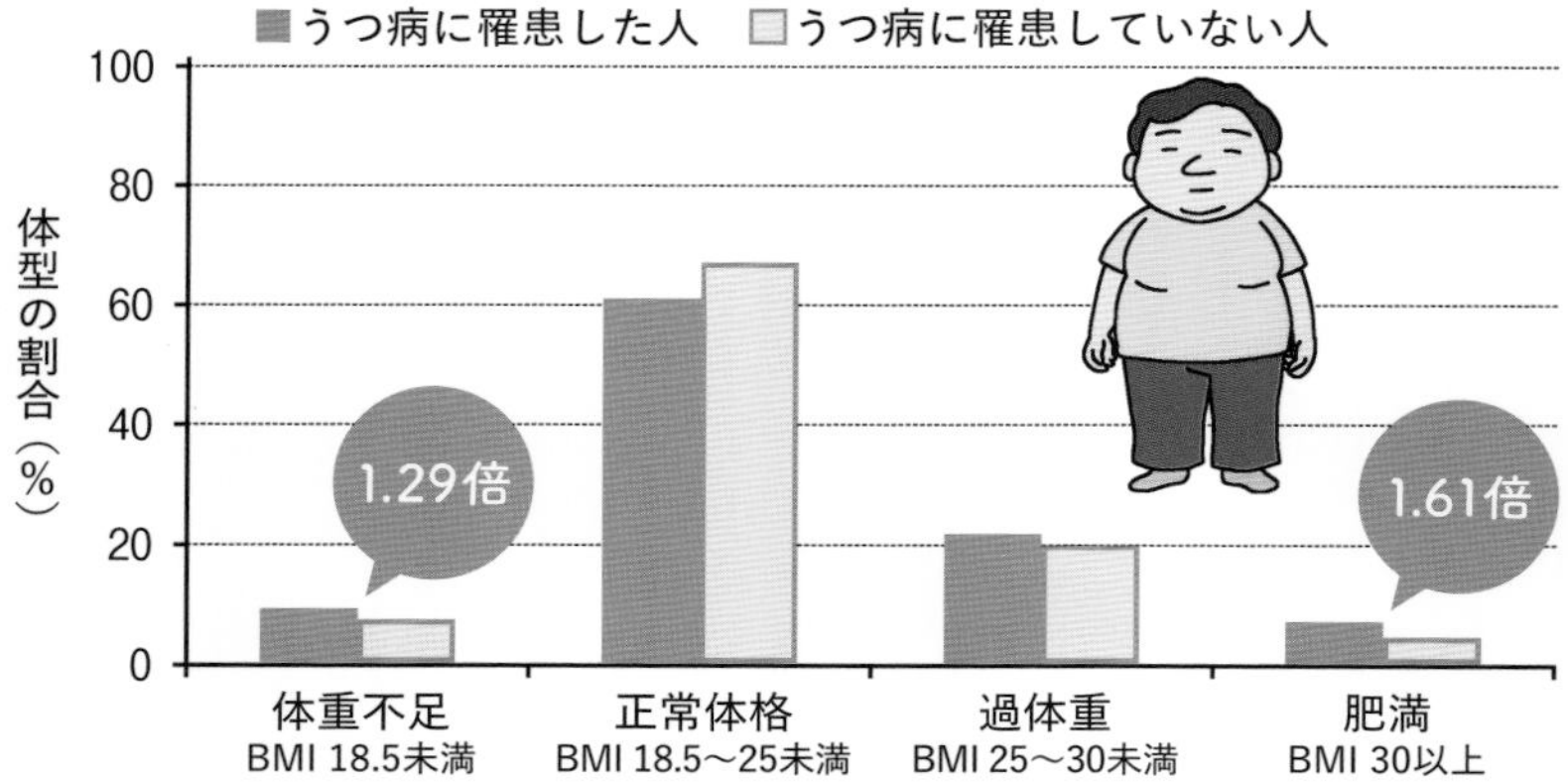

出典：国立精神・神経医療研究センター（2018年）

中等度以上の運動をすると
うつ病リスクが下がる

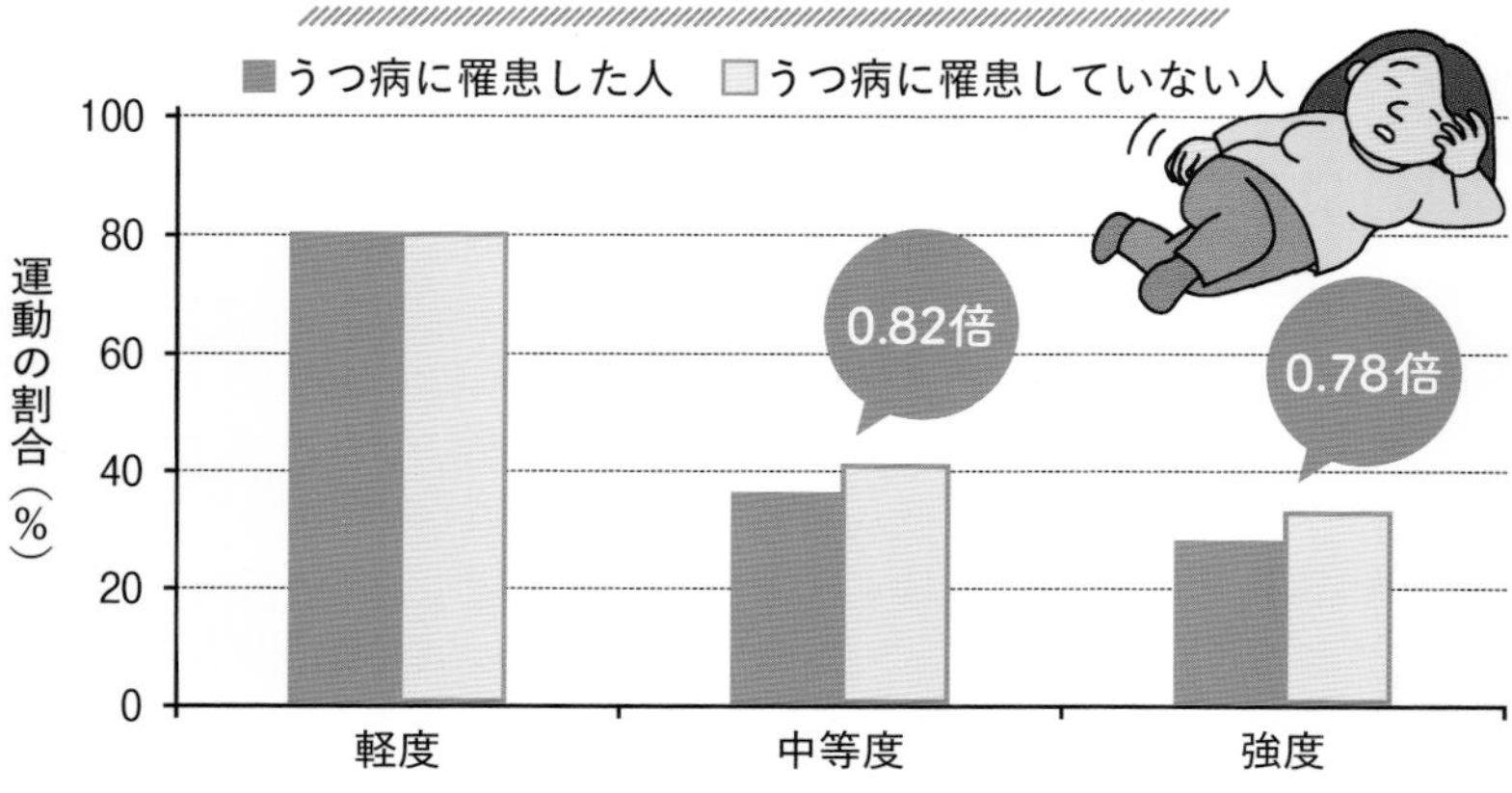

出典：国立精神・神経医療研究センター（2018年）

急激なストレスはやせる、じわじわストレスは太る

隠れストレスが肥満につながるのは、ホルモンの影響でさらに食欲が増すことになるからでもあります。

うつの人にはやせているイメージがあるのは、うつの症状のひとつである食欲の低下があるからです。実際、うつの症状が重くなると、食べることにさえ興味を抱くことがなくなります。

うつを発症しなくても、心に大きなダメージを与えるストレスを受けると、誰でも食欲がなくなります。

しかし、現代社会にありがちな職場のストレス、人間関係のストレスといったものから隠れストレスのような気づかないストレスを受け続けていると、逆に食欲が高まります。

というのは、ストレスを抑制するためにコルチゾールというホルモンが分泌《ぶんぴつ》されると、食欲を高める物質の分泌を促したり、食欲を抑えるレプチンというホルモンを減らしたりするからです。「ストレスを受けてピンチなので、エネルギーを補充しておきなさい」という指示が脳から出るのです。

みなさんは、ストレスがたまってきたときに、甘いものやお菓子、またはファストフードなどカロリーの高いものを食べたくなった経験はありませんか？

ストレスを強く感じている人は、エネルギー摂取量が多く、脂肪分の多い食事を摂る傾向があります。たとえば、アメリカで行われた1万2110人の就業者を対象とした大規模な調査では、ストレスを感じている度合いが強い人ほど脂肪分の多い食事を摂っていました。

こうした自覚できるストレスでも太りやすくなるのですから、隠れストレスだとさらに太りやすくなります。最近、食事の量が増えていると感じている人は、もしかすると、生活習慣が乱れてきているのかもしれません。

そのままの生活を続けていると、やがて心の不調につながることになります。

肥満からはじまる糖尿病は、うつと深い関係にある

肥満の先にあるのが、日本人の国民病ともいえる糖尿病です。

厚生労働省による患者調査では、２０１４年の統計が約３１７万人。14年の国民健康・栄養調査によると、糖尿病が強く疑われる人は20歳以上の男性で15・５％、女性は９・８％と報告されています。

糖尿病にはⅠ型とⅡ型がありますが、日本人の９割以上がⅡ型糖尿病だといわれています。Ⅱ型糖尿病は生活習慣の乱れから発症するといわれていて、隠れストレスから糖尿病を発症するのは自然な流れともいえます。

海外の研究のメタアナリシスによれば、Ⅱ型糖尿病は、うつ病の発症リスクを約１・６倍に高めると報告されています。

また、東京大学の川上憲人教授のグループが行った日本の職域調査によると、うつ

症状が重い人はそうではない人と比べて8年後のII型糖尿病発症リスクが2・3倍になったという結果も出ています。

さらに、糖尿病にかかっている人とかかっていない人を比べた20の研究をまとめた文献によると、糖尿病にかかっている人は、うつ病患者が約2倍多かったそうです。55歳以上の成人4803人を経過観察したスペインの調査でも、うつ病と診断された人はそうではない人に比べ、5年後に糖尿病になる確率が1・65倍になったといいます。

こうした研究結果からいえるのは、糖尿病とうつ病はお互いにリスクを高め合う関係にあるということです。

糖尿病がうつ病の発症につながる原因のひとつは、肥満と同じように慢性炎症を引き起こすからです。

そして、もうひとつは、糖尿病になるとブドウ糖（グルコース）をエネルギーとしてうまく活用できなくなるからです。ブドウ糖は、脳が活動するためにも大切な栄養源です。糖尿病になると少なくとも脳の一部でグルコースをエネルギーとして使いに

糖尿病になると うつ病リスクが1.48倍に上がる

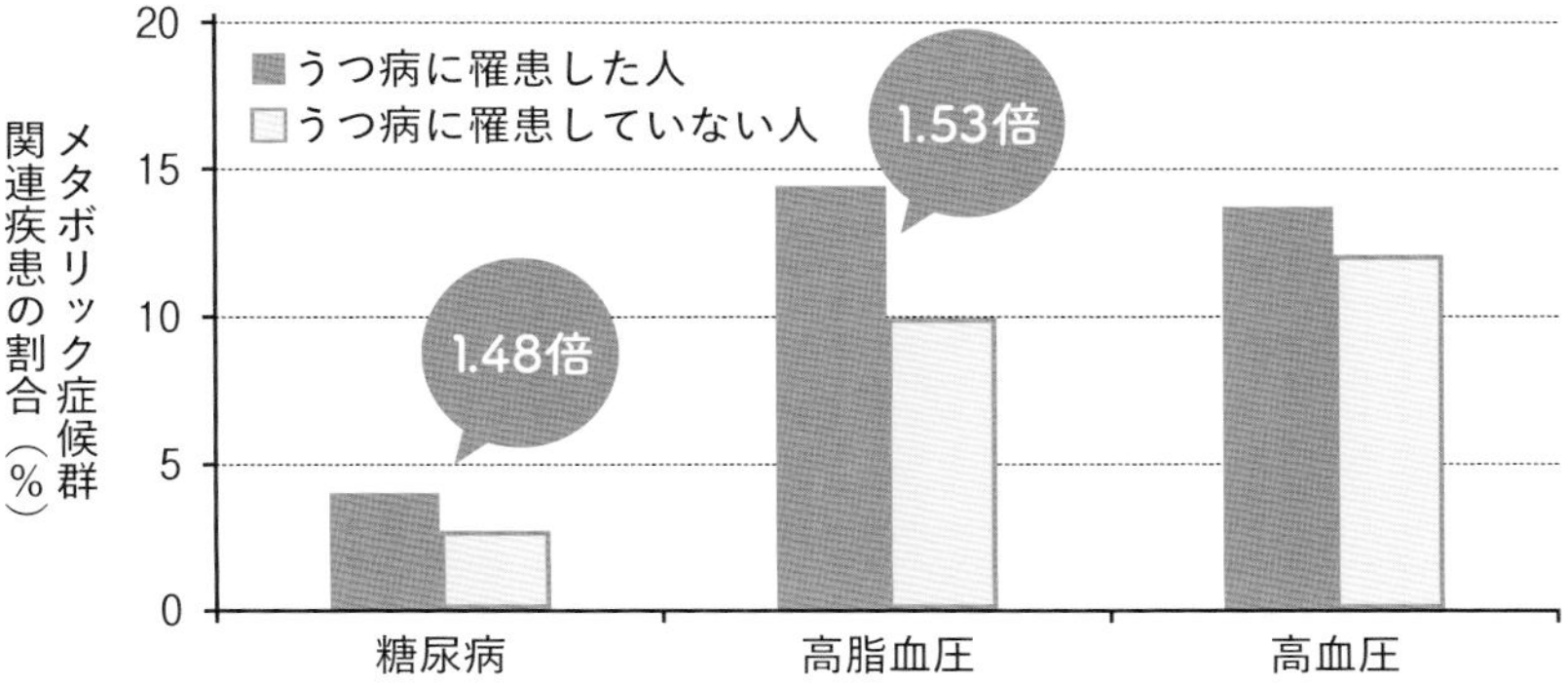

出典：国立精神・神経医療研究センター（2018年）

くなることがわかってきており、脳の機能が低下することになります。

さらに悪いことに、糖尿病の人がうつ病を発症すると、糖尿病そのものの経過にも悪い影響を与えます。

血糖コントロールが悪化し、合併症や神経症状の数や重症度が増加し、循環器疾患のリスクも高まります。それによってさまざまな機能障害が増え、死亡率が高まることが報告されています。

糖尿病にしても、うつ病にしても、その大きな原因となるのは隠れストレスなのです。

ストレスに弱くなるとおなかの調子も悪くなる

隠れストレスは、腸内環境の悪化にもつながります。そして、腸内環境が悪くなることでもうつの症状があらわれるようになります。

みなさんは、大勢の前でのスピーチや大切な資格試験の前などといった極度の緊張状態におそわれたときにおなかが痛くなったり、ゆるくなったりしたことがありませんか？　旅先や出張先など、慣れない環境に接したときに便秘気味になったことはありませんか？

こうした脳と腸の関係を「脳腸相関」といいますが、脳と腸は神経系、ホルモン系、免疫系などを通じて連携していて、脳と腸の密接な関係は医学的に以前からよく知られた現象でした。

たとえば、ストレスがおなかの状態に影響を与える代表的な病気に過敏性腸症候群があります。

腸と脳は密に連携している!

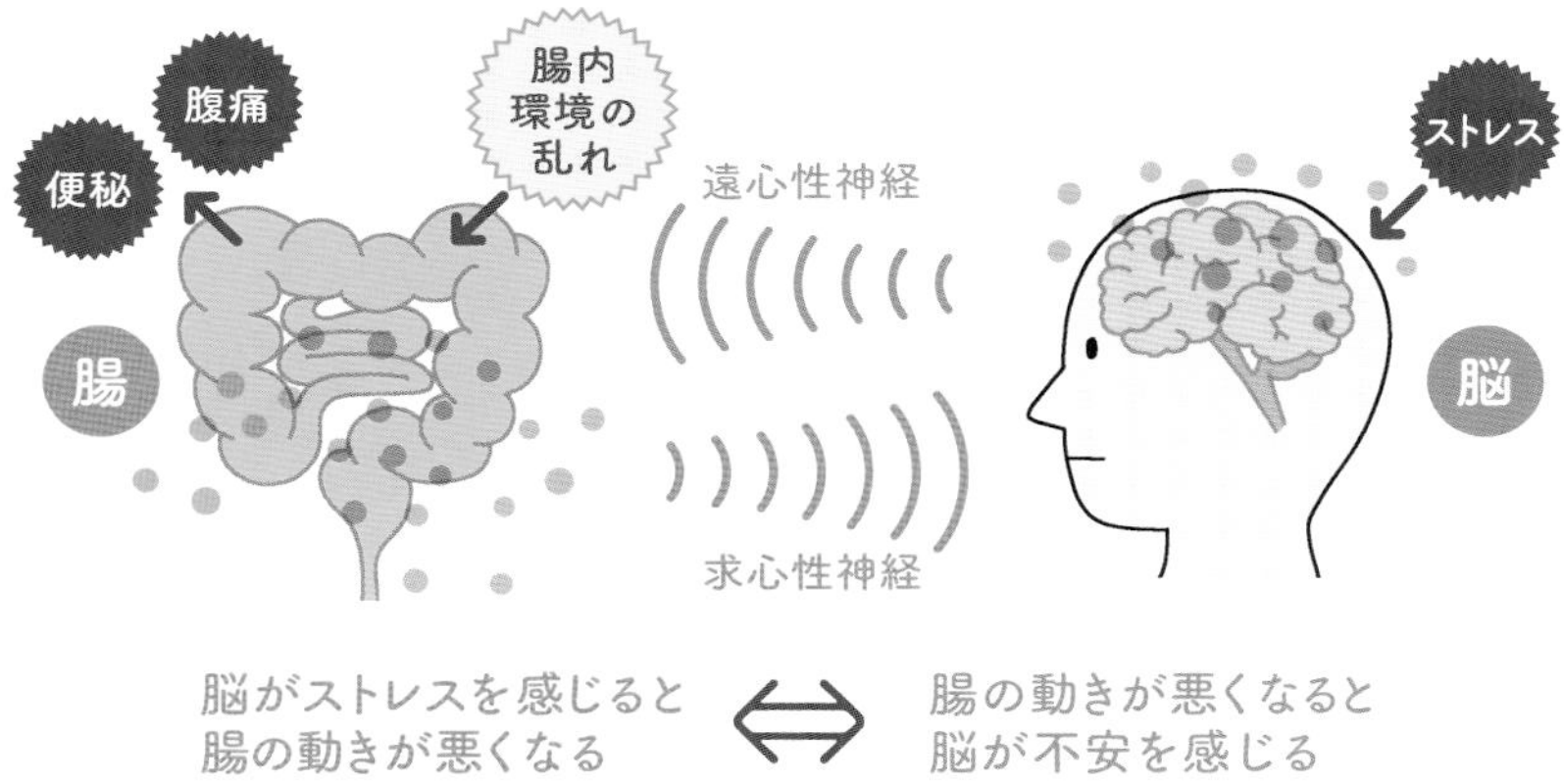

検査をしても原因は何も見つからないのに、通勤中にしばしばトイレに駆け込むなど、何らかのストレスが加わると下痢《げり》や便秘、腹部違和感、腹痛などをくり返す病気です。この病気で苦しむ成人は、先進国で人口の10~15%いるといいます。

過敏性腸症候群は、ストレスの影響を受けやすい精神疾患の患者に合併することも多いといわれます。うつ病では25~30%、気分変調症では58%、不安障害では40%前後という高い数字が報告されています。

逆に、過敏性腸症候群の人は、不安やうつの症状を持っている人が多いことも知られています。

腸が元気になると、心も元気になる

近年は、脳と腸が単に相互作用するのではなく、腸内細菌が大きな役割を果たしていることがわかってきました。**腸内の「善玉菌」「悪玉菌」と脳機能が相互作用していることを示す研究結果が蓄積されてきたからです。**

私たちの腸内には、腸内細菌が約1000種類、100兆個以上生息して、善玉菌、悪玉菌、そして日和見菌《ひよりみ》が一定のバランスを維持しています。この生態系を腸内細菌叢《そう》（腸内フローラ）と呼びます。

このバランスが崩れて**悪玉菌が多くなると、腸内環境が悪化し、慢性炎症を引き起こすことになります。**

善玉菌と悪玉菌は、つねに縄張り争いをくり返していますが、影響を与えている要素のひとつがストレスです。

ストレスと腸内フローラの関係を調べる動物実験によると、ストレスを受けると善玉菌が減り、腸内環境が改善するとストレスが弱まることがわかっています。

人の研究でも乳酸菌やビフィズス菌など善玉菌を30日間投与された人は、プラセボ（偽薬）を投与された人と比べて、ストレス症状が減少したという報告があります。

私たちの研究でも、うつ病の人は健康な人と比べて善玉菌が少なく、善玉菌が一定以下の場合はうつ病を発症するリスクが高くなることがわかりました。また、腸内にビフィズス菌が多い人は、うつ病になっても治りやすいこともわかりました。

隠れストレスも、縄張り争いに影響を与えます。

栄養のバランスが悪くなると、善玉菌のエサとなる食物繊維が不足したり、悪玉菌が好む環境をつくったりすることになります。また、運動不足で腸のぜん動運動が不活発になると排便がスムーズに行われなくなり、悪玉菌を増やすことになります。

睡眠不足が続いたり、不規則な生活が続いたりすると、やはり腸内環境が悪化します。つまり、隠れストレスとなる不健康な生活が続くと、うつにつながることになるのです。逆に、隠れストレスが解消すると、腸内環境も改善し、イライラや疲れた気分が改善される可能性があります。

老人性うつを発症すると、認知症、フレイルの悪循環に突入する

うつ病は、時間はかかるかもしれませんが、基本的には治る病気です。ただし、「老人性うつ」は要注意です。

老人性うつは正式な病名ではありませんが、高齢でうつ病を発症すると、認知症やフレイルといった恐ろしい事態に直結するリスクを高めることになるからです。

うつ病には、記憶力、学習能力、問題解決力、巧緻《こうち》運動（細かい指の動きが求められる運動）などの認知機能が低下する症状があります。

そのため、家庭や職場で、うつ病発症前にはできていたことができなくなって、社会復帰が難しくなる場合があります。

うつ病だけでなく、肥満だったり、糖尿病だったりすると、認知症を発症するリスクがさらに高くなります。

私たちが行った研究では、ＢＭＩ（＝体重kg÷（身長ｍの2乗））が30以上の肥満患者は認知機能が低いことがわかりました。脳の画像診断との関連をみると、うつ病でＢＭＩ30以上の人は、30未満のうつ病の人よりも認知機能に重要な役割を果たす領域で皮質（神経細胞が存在する）の体積が縮小しており、神経ネットワークのはたらきも低下していました。

糖尿病とは、インスリンというホルモンのはたらきが悪くなり、細胞のエネルギー源となるグルコースをうまく取り込めなくなる病気です。

インスリンのはたらきが悪くなると、認知症の約7割といわれるアルツハイマー型認知症の原因と考えられているアミロイドβ《ベータ》（脳のゴミ）も、うまく処理できなくなります。

というのは、脳のゴミを掃除する物質は、すい臓でインスリンを分泌《ぶんぴつ》するときに使われる物質（インスリン分解酵素）と同じだからです。インスリンのはたらきが悪くなると、それだけ大量に分泌しなければならなくなります。そのため、脳のゴミの処理まで手が回らなくなるのです。

うつ病になると、外に出るのもおっくうになるし、体を動かすことさえ避けるようになります。体を動かさなくなると、フレイルへ加速します。

フレイルとは、要介護・寝たきりの一歩手前の状態で、筋肉の衰えがそのはじまりといわれます。

老人性うつも、一般的なうつと同じように原因となるのは、自覚できるストレスと隠れストレス。

ここまで述べてきたように、食事、運動、睡眠などの生活習慣を改善していくことが、うつを遠ざけることに直結します。

第2章からは、隠れストレスを消して、うつを遠ざける具体的な食べ方を紹介していくことにしましょう。

第2章

うつを遠ざける
脳と心が整う栄養素

うつを遠ざけるには、不足しがちな栄養素を意識して摂ること

気づかないうちに心の健康をむしばんでいる隠れストレスのひとつは、おいしいものばかりを食べていると、栄養素のバランスが悪くなることです。

うつを遠ざけるには、神経伝達物質をつくるための材料となる栄養素や脳の神経細胞を守るための栄養素、腸内環境を整えるための栄養素などを意識してしっかり摂る必要があります。

簡単に紹介すると、神経伝達物質をつくる材料としてはたんぱく質とミネラルなど、神経細胞を守るものとしては抗酸化力にすぐれたビタミン類やポリフェノール、オメガ3脂肪酸など、腸内環境を整えるものとしては食物繊維や発酵食品などになります。

こうした栄養素をどれか1種類でなく、バランスよくこまめに摂ることがうつを遠ざける近道。習慣になると、うつ病から回復した後の再発リスクも抑えられるようになります。

うつを遠ざける栄養素

神経伝達物質をつくる主な栄養素

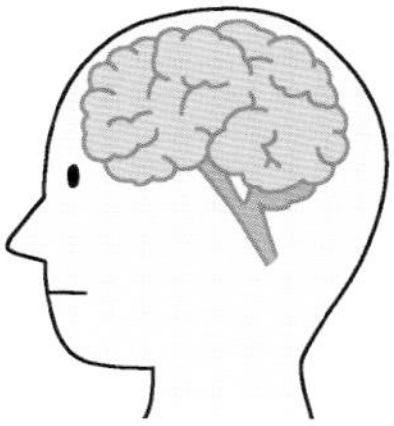

たんぱく質　　鉄

葉酸　　マグネシウム

ビタミンD　　亜鉛

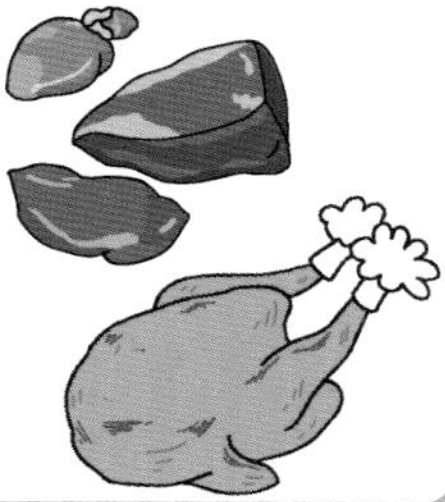

炎症を抑える主な栄養素

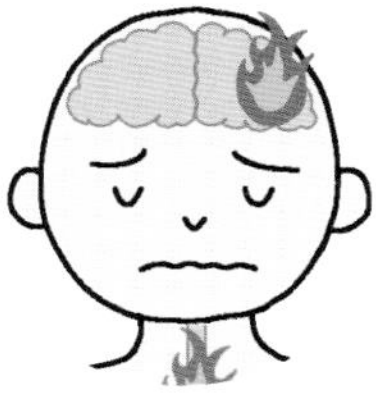

オメガ3脂肪酸
（EPA、DHA）

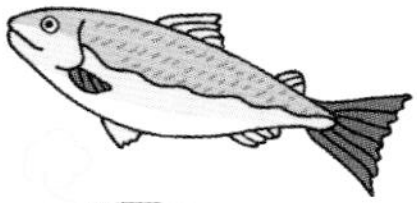

抗酸化成分
（ビタミンC、ビタミンE、
ポリフェノール、カロテノイド……）

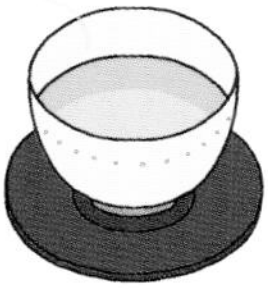

腸内環境を整える主な栄養素・食品成分

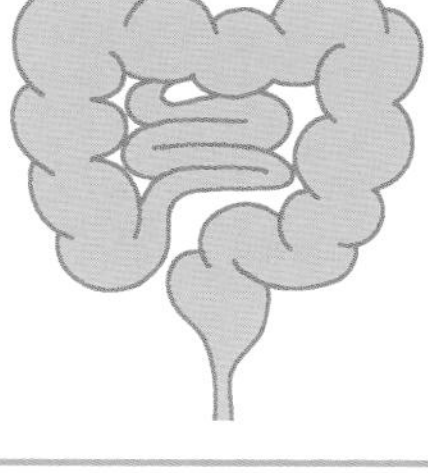

食物繊維・オリゴ糖
（善玉菌を育てる）

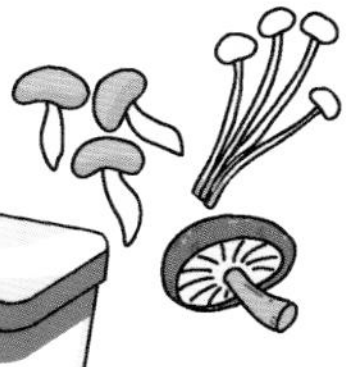

乳酸菌・ビフィズス菌
（善玉菌を補う）

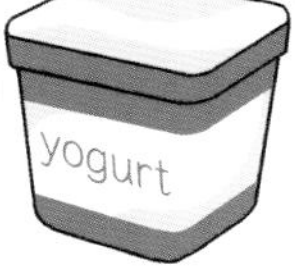

気持ちが落ち込んだら肉や魚を食べて良質なたんぱく質を摂る

うつを遠ざけるための栄養素、1つめのテーマは「神経伝達物質」です。第1章で紹介したように、モノアミン系といわれる神経伝達物質が不足すると、心の状態が低空飛行になってきます。そうならないためには、日頃からセロトニンやドーパミン、ノルアドレナリンなどの材料となる栄養素をしっかり摂っていることが大切です。

セロトニンの材料となるのは、必須《ひっす》アミノ酸であるトリプトファンです。たんぱく質に含まれる必須アミノ酸は、体内でつくることができないため、食事で摂らなければいけない栄養素です。

幸せホルモンとも呼ばれるセロトニンが不足すると、心が不安定になります。

現在、**よく使われている抗うつ薬は、セロトニンの再取り込みを阻害することを目的としたもの**です。神経細胞が放出したセロトニンが再び細胞内に取り込まれるのをブロックすることで、セロトニンの作用を長引かせるのが狙いです。

ドーパミンやノルアドレナリンの材料となるのはフェニルアラニンとチロシンです。

ですから、モノアミン系の神経伝達物質に共通するのは、たんぱく質に含まれる必須アミノ酸が原料になるということです。

つまり、うつを遠ざけたいなら、たんぱく質をしっかり摂ることが大切です。しかも、アミノ酸スコアが高い良質なたんぱく質がおすすめです。アミノ酸スコアが高いたんぱく質には、体内でつくれない必須アミノ酸がバランスよく含まれています。

具体的にどんな食品がアミノ酸スコアが高いかというと、豚肉、鶏肉、牛肉といった肉類、アジやマグロなどの魚類、それから卵、牛乳、ヨーグルト、大豆製品（豆腐や納豆）などです。

気分が落ち込んだら肉や魚などを食べて、良質なたんぱく質を摂るようにしましょう。心を強くする材料が準備されることになります。また、せっかく抗うつ薬をのんでモノアミンを増やそうとしても、その材料をきちんと摂取していないと効果も半減してしまうと考えられます。

神経伝達物質をつくる たんぱく質、ビタミン、ミネラル

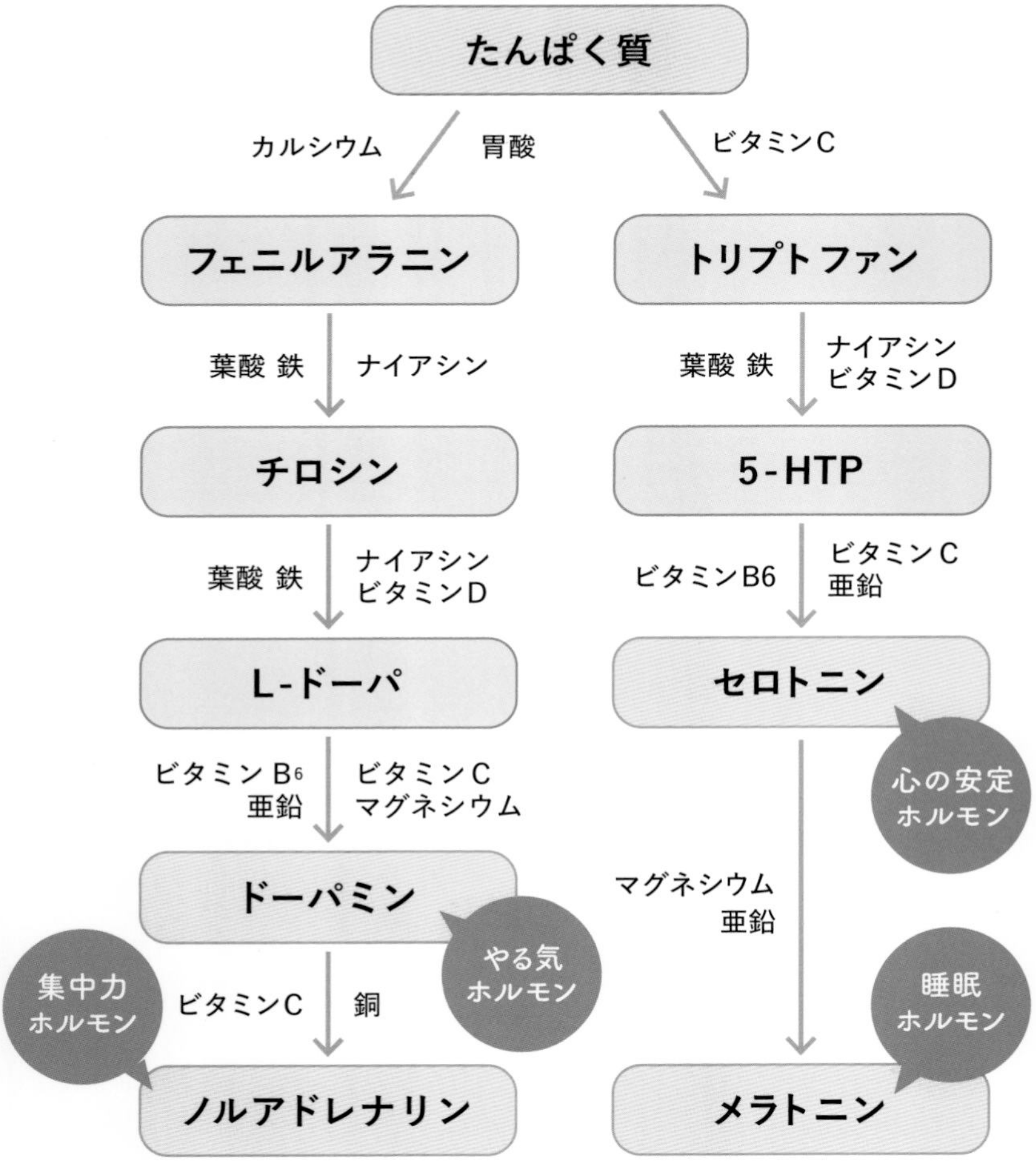

心の健康に欠かせない、葉もの野菜、納豆などに含まれる葉酸

神経伝達物質をつくるには、材料となる栄養素に加え、つくる過程で欠かせない栄養素も摂る必要があります。不足すると、せっかくたんぱく質を摂っても十分に生かせないことになります。

フェニルアラニンからドーパミンをつくるときに欠かせないのが、葉酸です。

葉酸はあまり聞かない栄養素かもしれませんが、ドーパミン合成に大事な役割を果たしています。

国立国際医療研究センターによる九州のある市役所職員530名の調査では、36%の人がうつの症状を持っていましたが、血清葉酸値が最も低い4分の1の人たちに比べて、それ以外の人たちはうつの症状を持つリスクがおよそ0・3~0・5倍に低下していたそうです。

葉酸の補充療法がうつ病治療に効果的という報告は、数多く見受けられます。

たとえば、イギリスで行われた有名な研究ですが、127人のうつ病患者をランダムに2組に分け、1組は抗うつ薬フルオキセチン（セロトニン再取り込み阻害薬）と葉酸（500μg／日）、もう1組はフルオキセチンとプラセボ（偽薬）を服用しながら、10週間の経過観察をしました。

その結果、葉酸を投与したグループのほうがうつ症状の改善度が高かったのです。特に、女性に対する効果が大きかったそうです。

また、うつ病の人には葉酸不足が多く、葉酸不足はうつ病のリスクを高めることも複数の研究で報告されています。私たちの調査でも、健康な人と比べてうつ病の人は葉酸不足の人が2〜3倍多いことがわかりました。


葉酸はビタミンB群のひとつです。

ビタミンBのなかでは葉酸に加え、B_1、B_2、B_6、B_{12}なども、不足するとうつ病のリスクが高まるといわれています。ビタミンB群が不足しないように意識して野菜や納豆、レバーなどを食べるようにしましょう。

うつヌケを助けてくれるビタミンDは日光浴で補充する

ドーパミンは、物事に興味を抱いたり、快感を得たりする際にはたらく神経伝達物質ですが、そのドーパミンや脳の覚醒《かくせい》を高めるノルアドレナリンをつくる過程に欠かせないのが、ビタミンDです。

少し難しい具体的な話をすると、ビタミンDは、ドーパミンやノルアドレナリンをつくるときの活性化速度を決めるチロシン水酸化酵素を増やします。

また、ビタミンDにはBDNFを増やしたり、脳の神経細胞を酸化ストレスから守ったりする効果もあるといわれています。また、物事に前向きになる男性ホルモン（テストステロン）の生成を促進する作用もあります。

うつ病患者を対象として血中ビタミン濃度を測定したいくつかのメタ解析によると、ビタミンD濃度が低いとうつ病にかかるリスクが1・3倍に上がるという結果が報告されました。ビタミンDは骨粗しょう症を予防する栄養素としてよく知られていますが、うつ対策としても摂りたい栄養素なのです。

しかし、日本人のビタミンD摂取量は、厚生労働省が定める摂取目安量に届いていないのが現状。きのこ類や魚などを、積極的に食べるようにしましょう。

ビタミンDがほかの栄養素と異なるのは、食べるだけでなく、日光を浴びて体内で合成できる栄養素でもあるということです。逆に、部屋に閉じこもって日光に当たる機会を失うと、さらにビタミンD不足に陥ります。

そのことが原因のひとつになって引き起こされると考えられているのが、「季節性うつ病」です。このタイプのうつ病は、寒い時期、あるいは日照時間の少ない時期に発症するといわれていて、寒い時期は極端に日照時間が短くなる北欧諸国では、国家戦略的にビタミンDの補充を行っているといいます。実際、ビタミンDを冬に投与したところ、気分が前向きになったという研究報告もあります。

うつうつとしてくると家に引きこもりがちになりますが、できるだけ日光を浴びる。それも、うつの症状を改善するひとつの方法なのです。特に、朝にウォーキングしながら日光を浴びると、ビタミンDを補充できるだけでなく、適度な運動ができ、体内時計を整えることもできて一石三鳥の効果があります。

日本人はビタミンDが不足している！
～１日のビタミンD摂取量（20歳以上）～

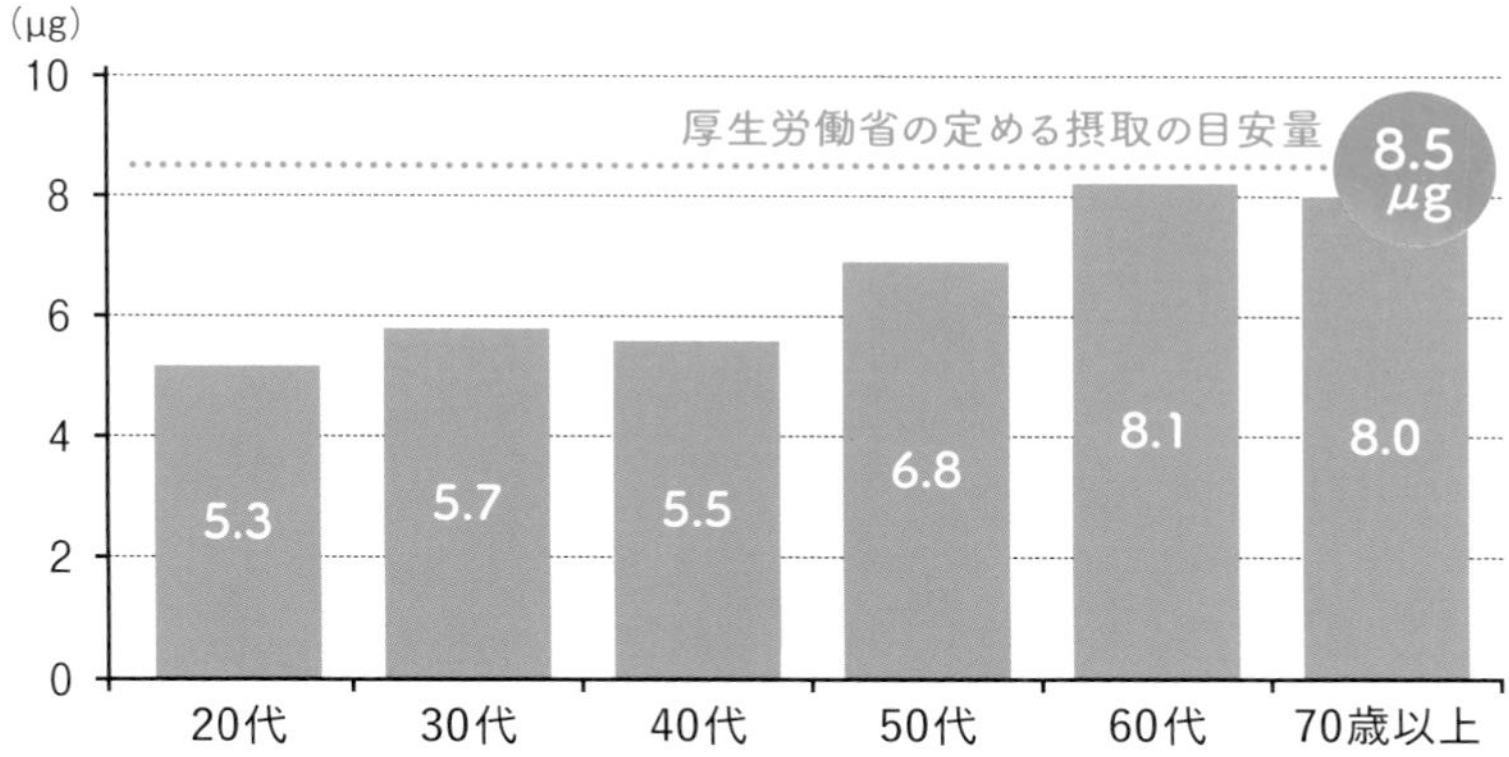

出典：日本人の食事摂取基準（2020年版）および平成30年国民健康・栄養調査

朝のウォーキングは一石三鳥！

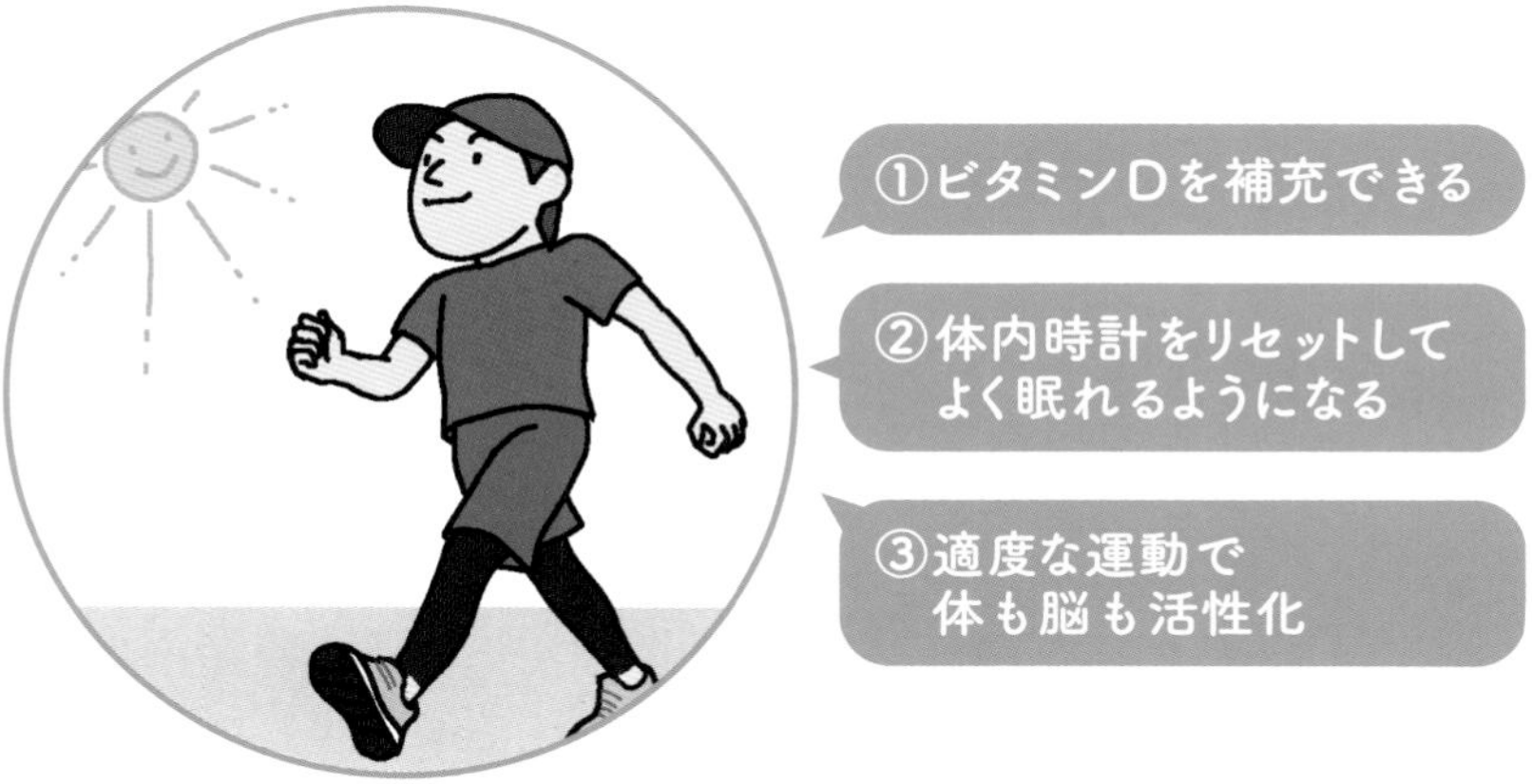
①ビタミンDを補充できる
②体内時計をリセットして
よく眠れるようになる
③適度な運動で
体も脳も活性化

鉄分が不足するとイライラする、疲れやすくなる

鉄やマグネシウム、亜鉛などのミネラル群も、神経伝達物質をつくるときに欠かせません。まず、鉄について解説しましょう。

人間は鉄不足に陥りやすく、先進国では比較的少ないものの、世界では最も不足しがちな栄養素だといわれています。日本では、特に、月経出血のある女性では、5人に1人が鉄欠乏性貧血、3人に1人以上が貯蔵鉄不足（フェリチン値が低値）といわれています。

鉄不足になりやすいのは、食事から摂取した鉄分の吸収率が低い（約15％）というのが一因です。吸収率は食べ物によって異なり、動物性（赤身の肉、レバー、貝など）に含まれるヘム鉄は吸収されやすく、植物性（青菜、大豆製品など）に含まれる非ヘム鉄は吸収されにくいことが知られています。

地球上には鉄の量が十分にあるといわれているのに不足するのは、食べ物を製品化

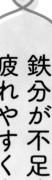

する過程で鉄が洗い流されているのではないかとも考えられています。

鉄は成人の体内に約３ｇあり、なかでも肝臓や脾臓《ひぞう》、骨髄《こつずい》などの細胞にあって鉄を貯蔵するフェリチンに約４５００の鉄原子が含まれています。

フェリチンは血液中にもわずかに存在して、血清フェリチン値は貯蔵されている鉄の量を反映する指標になります。鉄が不足すると、まずこの貯蔵されている鉄が減っていき、次にヘモグロビンの低下が起きて、鉄欠乏性貧血などを引き起こします。

鉄不足で貧血の症状があらわれることは、みなさんもご存じかもしれません。

鉄が不足すると、イライラする、疲れやすい、集中力が低下する、興味や関心がなくなるなど、うつ病と同じ症状が出やすくなります。

最近では、鉄不足によってうつ病のリスクが高まることもわかってきました。

産後うつという病気がありますが、出産時の出血で鉄が欠乏することで産後うつのリスクが高まることが指摘されています。

また、日本の市役所職員５３０人を対象に行った調査で、全体の36％の人がうつ症状を持っており、それは血清フェリチン値の低い人に多かったという報告もあります。

マグネシウムは推奨摂取量を大きく下回っている

マグネシウムもうつ病との関連が指摘されている栄養素です。たとえば、ノルウェーの一般人口の食事調査によると、マグネシウム摂取量が少ないほど、うつの症状が重かったと報告されています。

マグネシウムは、ＤＮＡやたんぱく質の合成に必須《ひっす》の栄養素で、３００以上の生体反応にかかわっています。エネルギーをつくり出すときも不可欠で、脳が正常にはたらくために重要であるのはいうまでもありません。

マグネシウムは成人の体内に約25ｇあり、骨に約50～60％が貯蔵され、筋肉に約25％、そのほか心臓、肝臓、脳、神経などにも含まれます。また、99％が細胞のなかに存在して、血漿《けっしょう》（血液の液状成分）中には約１％弱しかありません。

そんなマグネシウムの１日における推奨摂取量は、成人男性で３４０㎎、成人女性で２７０mg（20〜29歳の場合）。厚労省の国民健康栄養調査によると、２０１４年の平均摂取量は成人男性で２２３mg、成人女性は１９６mgでした（20〜29歳）。この結果を見てもわかるように、推奨量をかなり下回っています。

今後は、さらにマグネシウムが不足がちになると懸念されています。

ミネラルは体内でつくることができず、食べ物から摂取する栄養素です。しかし、食べ物に含まれるミネラルは、おいしさや口当たりだけを追求している製品化の過程でどんどん失われているのが現状です。

たとえば、玄米１００gあたりに１１０mg含まれるマグネシウムは、精白米になった時点で23mgに減ってしまいます。

そんなマグネシウムは、海藻、ナッツ類、大豆製品、貝類、玄米やオートミールなどの全粒穀物に多く含まれているので、積極的に食べるようにしましょう。

一方、アルコールはマグネシウムの排出を増やして、吸収を減らすので注意が必要です。またカルシウムを多く摂取するとマグネシウムの排泄が増えるので、カルシウム摂取とのバランスも重要です。

心が弱っている人は健康な人と比べると亜鉛が不足している

亜鉛も積極的に摂りたい栄養素です。成人男性で体内にある亜鉛は約2～3g。6割は骨格筋、3割は骨に存在し、脳にも比較的多くの亜鉛が存在しています。特に多いのは、神経細胞が情報伝達を行うシナプスです。また、DNAを翻訳したり、複製したりするのに必要な酵素のはたらきでも、亜鉛は重要な役割を果たします。

うつ病患者の血液中にある亜鉛濃度は、健康な人と比べて低下しているという報告もあります。また、濃度が低いほどうつ病の症状が重かったという報告もあります。

亜鉛不足を招くのは、インスタント食品やスナック菓子などの加工食品の摂り過ぎ。というのは、多くの食品添加物に含まれているリンは、亜鉛の吸収を低下させるからです。亜鉛不足にならないためにも、亜鉛を多く含むレバー、牛肉、牡蠣《かき》、ナッツ類などの食品を積極的に食べるようにしましょう。なお、アルコールは亜鉛の排出を促進するので、アルコールが好きな人は亜鉛を含む食品を多めに摂る必要があります。

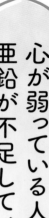

精製されていない食品には心を強くする栄養素がたっぷり

白米、白パン、小麦粉、白砂糖など、私たちの周りには精製された食品があふれています。これらはおいしくて、食べやすい。だから、食べ過ぎてしまいがちです。もちろん、穀物類は私たちのエネルギー源となる炭水化物ですから、食べることと自体を否定するわけではありません。しかも白米は、私たち日本人の主食でもあります。ただし、心を強くしたいなら、精製されていない食品をできるだけ摂るようにしましょう。

同じお米でも、精製した白米と玄米では栄養価がまったく異なります。米ぬかのついた玄米と精製した白米を比較すると（炊いたごはん）、ミネラル（カルシウム・マグネシウム・リン・鉄など）が約2〜7倍、ビタミン（E・B_1・ナイアシン・葉酸など）は3〜10倍以上と含有量に大きな差があります。

小麦のふすまも米ぬかに相当するものです。せっかくの栄養素も精製することで失われてしまい、まさに炭水化物だけのもぬけの殻になります。やわらかくて食べやすい食品は立派なカロリーを持っていますが、脳や体を守る有益な栄養分をかなり失っているというわけです。

穀物類は精製したものではなく、精製していない全粒穀物類を摂るようにしましょう。選ぶときの目安は、色がついているかどうか。

血糖値が上がりにくい玄米、全粒粉を使ったパン、黒砂糖、すべて色がついている食べ物です。また、玄米や雑穀は噛む回数が自然に増えるので、肥満防止や脳の健康にも役立ちます。

さらに、玄米にはうつとの関連で注目されているビタミン、ナイアシンが含まれています。ナイアシンはセロトニンの体内分泌《ぶんぴつ》を高めるはたらきがあり、心を強くする栄養のひとつです。

玄米がどうしても苦手だという人は、白米とそれほど変わらないおいしさを味わえる三分づき、五分づきから食べてみましょう。

玄米は白米よりもビタミン、ミネラルがたっぷり
～玄米と白米の栄養素の量の比較（白米ごはん1に対して）～

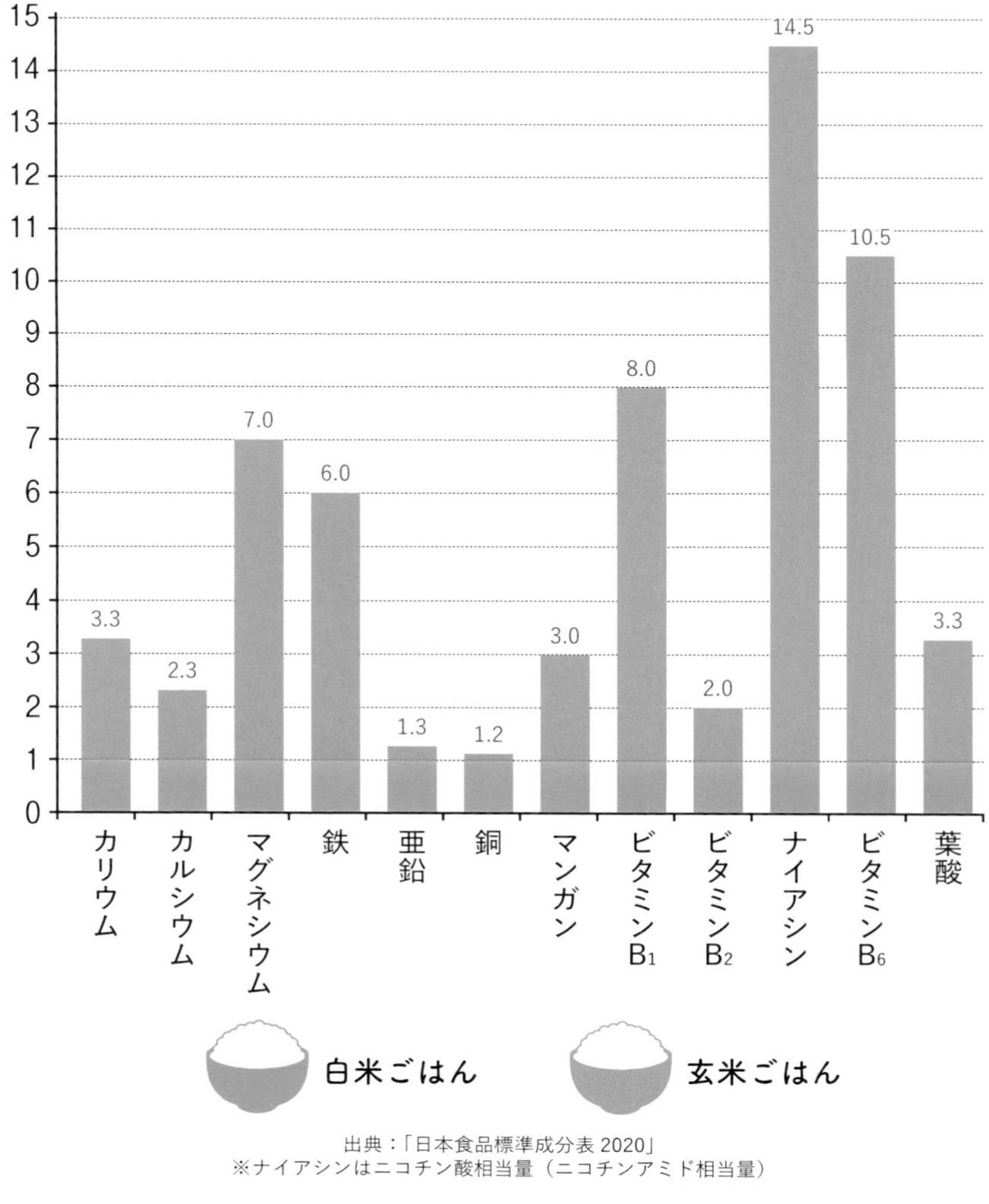

出典：「日本食品標準成分表 2020」
※ナイアシンはニコチン酸相当量（ニコチンアミド相当量）

慢性炎症から脳の神経細胞を守る魚の油

うつを遠ざけるための栄養素の2つめのテーマは、「抗炎症・抗酸化」です。炎症を抑えることができ、酸化ストレスから脳の神経細胞を守ることができると、心の状態が悪くなることを予防できます。

最初に紹介するのは、強力な抗炎症作用があるといわれるオメガ3脂肪酸。オメガ3脂肪酸は体内でつくることができない脂質（必須脂肪酸）のひとつで、食事から摂る必要があります。

オメガ3脂肪酸には、ＥＰＡ（エイコサペンタエン酸）、ＤＨＡ（ドコサヘキサエン酸）、α《アルファ》－リノレン酸などがあります。

なかでも、EPAやDHAには、炎症を起こす物質の過剰生産を抑えるとともに、炎症を治癒する物質を放出することで炎症作用を防ぐはたらきがあります。

EPA、DHAには、BDNFを増やすはたらきがあることも確認されています。フィンランドの3204人を対象にした調査では、EPA、DHAを含む魚を食べない人はよく食べる人と比べてうつ病の罹患《りかん》率が1・3倍だったと報告されています。

さらにEPAには血栓を防ぐ作用があり、DHAは神経細胞の膜の材料になるなど、脳の神経細胞を守ったり、機能を高めたりするはたらきもあります。

また、血管に付着したコレステロールを掃除して、血管をやわらかくする「血管の若返り」効果も証明されています。

そんな心の健康を維持してくれるEPA、DHAを含む食べ物は魚だけです。なかでも、イワシやアジ、サバ、サンマなどの青魚には、EPAとDHAが多く含まれています。

強い心を保ちたいなら、週2~3回は主菜を魚料理にするように意識しましょう。そして食べるときは、できるだけ生で食べるようにしましょう。煮たり、焼いたりして食べるのも悪くありませんが、調理に手間をかけるほど脳にうれしい成分が少なくなります。特に揚げると、EPA、DHAが半減するので要注意です。

EPA、DHAを豊富に摂るとうつのリスクが下がる

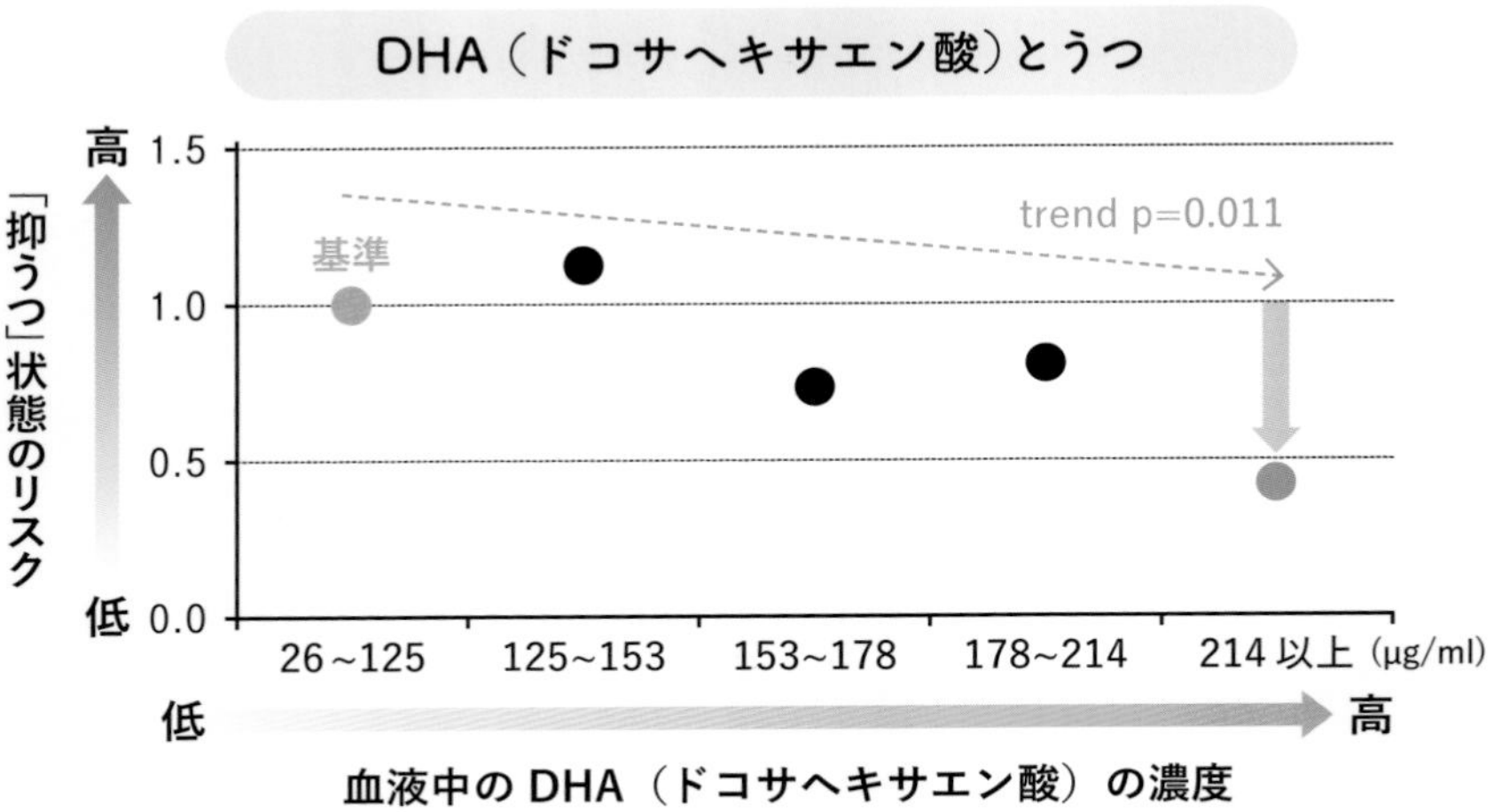

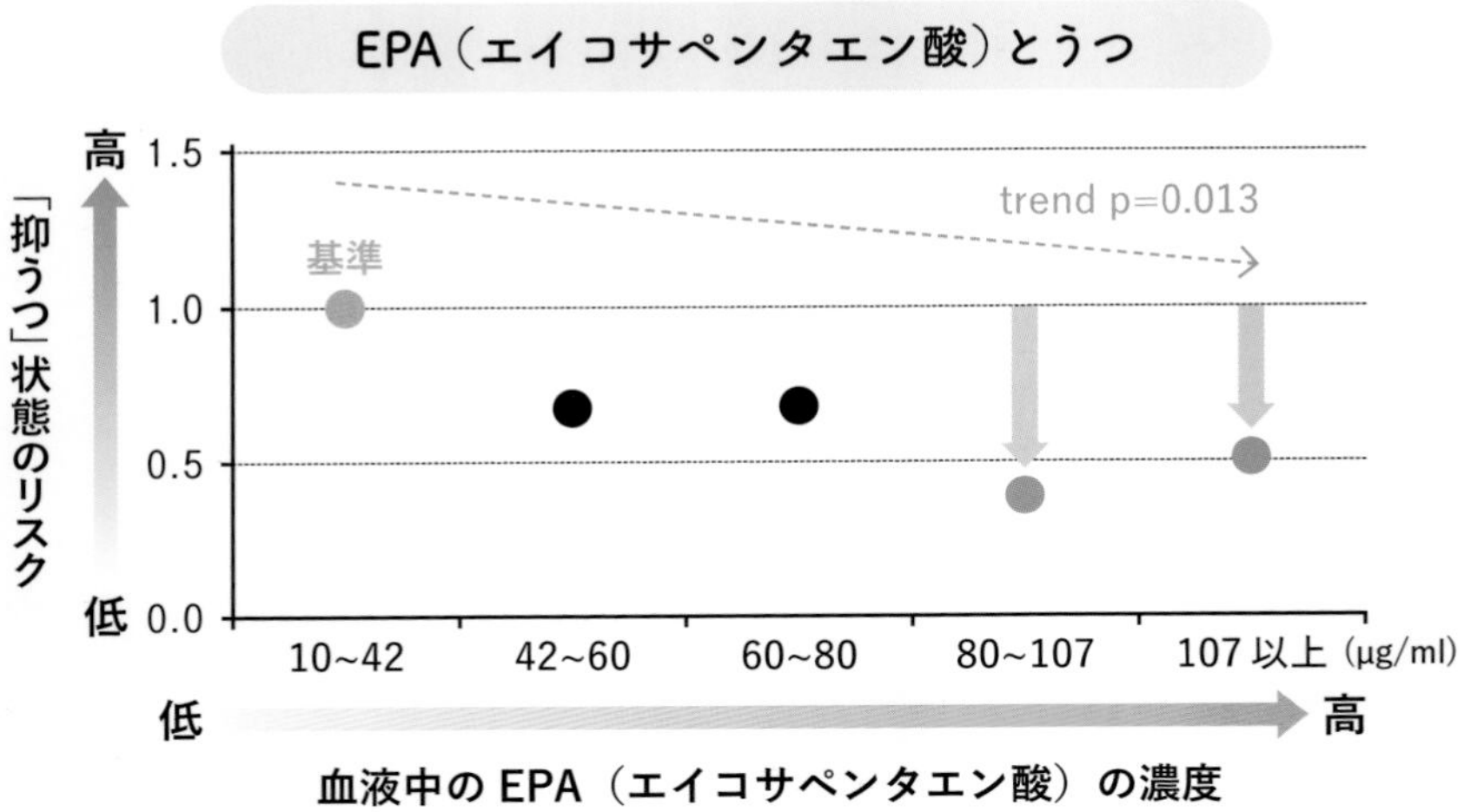

※出典：国立長寿医療研究センター

緑黄色野菜は、脳を酸化ストレスから守るパワフルな食材

次に紹介するのは、脳の神経細胞を酸化ストレスから守る抗酸化成分といわれる栄養素です。抗酸化成分は、いろいろな食品に含まれています。

代表的なものを紹介すると、緑黄色野菜やフルーツなどに含まれるビタミンC、ナッツ類やごまなどに含まれるビタミンE、赤ワインや緑茶などに含まれるポリフェノール類、海藻や魚などに含まれるミネラル類、鮮やかな色の野菜やフルーツなどに含まれるカロテノイドなどになります。

酸化ストレスとは、体内で発生する活性酸素による細胞への攻撃です。

私たちの体には活性酸素を無毒化するシステムが備わっていますが、活性酸素が一定量を超えると対応できなくなります。体に取り込む酸素の約２割を消費する脳の細胞は、酸化ストレスを最も受けやすい細胞ということができるでしょう。

酸化ストレスによって神経細胞がしっかりはたらけなくなると、心の健康を維持す

るための神経伝達物質をつくることも、うまく活用することもできなくなります。

先ほど述べた体内のシステムは、老化とともに劣化していきます。だからこそ、抗酸化成分で補う必要があるのです。

おすすめしたいのが複数の抗酸化成分をたくさん含んでいる緑黄色野菜や果物です。

抗酸化成分はうつ消しに効果があるだけでなく、生活習慣病の予防、アンチエイジングのための栄養素としても役立ちます。緑黄色野菜や果物なら、1日3度の食事で毎回摂っても問題ありません。

最近の研究では、色鮮やかな野菜や果物には、抗酸化作用だけでなく、炎症を抑える作用があることもわかってきています。

抗酸化成分を含む果物の摂取量がどんどん低下している！
～年間の世帯あたりの果物消費量～

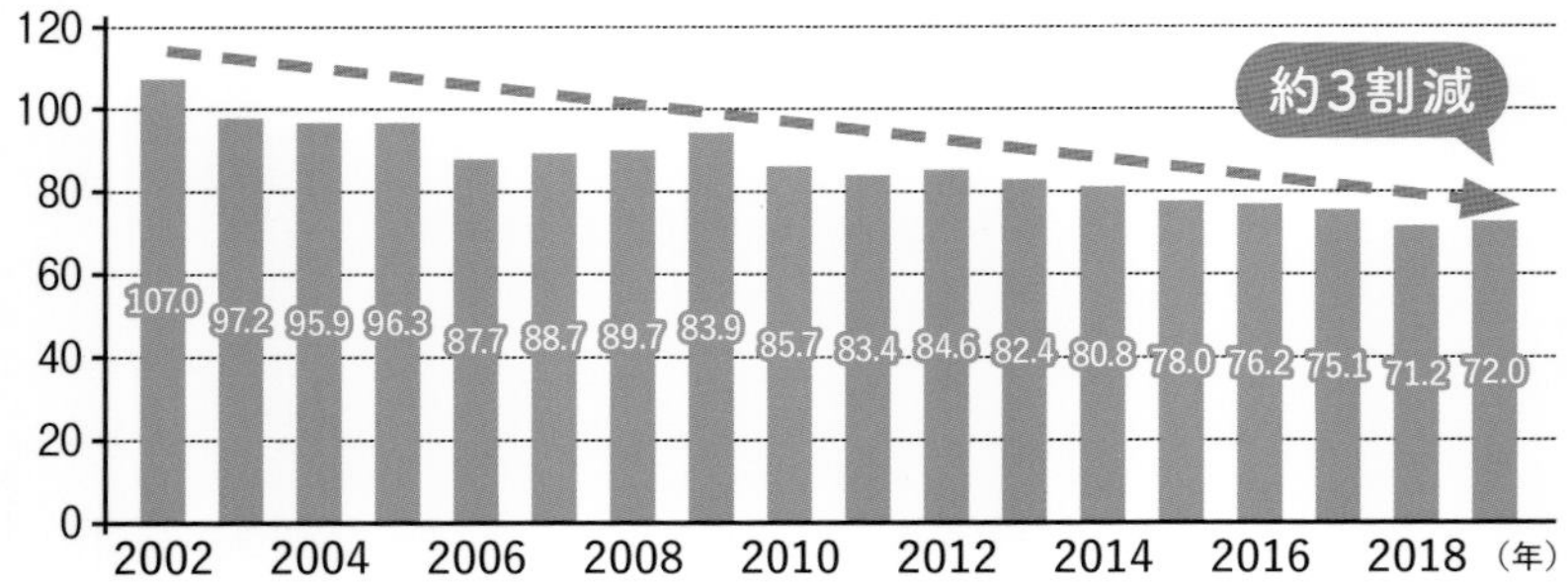

※出典：2002 ～ 2019 年　家計調査（総務省 統計局）

飲むだけで心を軽くしてくれる緑茶パワー

心に効く栄養素という分類ではありませんが、おすすめしたい食品が緑茶です。緑茶は、鎌倉時代初頭から健康増進効果について語られてきていますが、心を強くするパワーがつまった食品のひとつです。

食品成分表を見ると、抹茶、煎茶《せんちゃ》、玉露は茶葉100gあたりのエネルギーは約330㎉で、比較的高いものです。

なかでも茶道で用いられる抹茶は、茶葉を粉末にして飲用するので、多くの栄養素の摂取が可能です。たんぱく質（アミノ酸）29・6g、炭水化物39・5g、脂質5・3g、不飽和脂肪酸も多く、オメガ3脂肪酸も含まれています。

ビタミンはβ《ベータ》－カロテン、ビタミンE、ビタミンKといった脂溶性ビタミンに加え、葉酸を含む水溶性のビタミンB群（B_{12}を除く）やビタミンCも豊富です。

ミネラルはナトリウムをほとんど含みませんが、カリウムが多く血圧コントロールに役立ちます。カルシウムのほか、マグネシウム、リンも豊富です。食物繊維も38・5g含まれています。

これだけの栄養素を含んでいるのが、緑茶というわけです。さらに緑茶には、カテキン、カフェイン、テアニンという心をサポートする成分も含まれています。

カテキンはポリフェノールの一種で、抗酸化作用で脳の神経細胞を守り、うつ病と関連があるといわれる脂質異常や血糖値の上昇を防ぐ作用もあります。カフェインは覚醒作用や作業効率の向上、そしてリラックス効果を持つテアニンは記憶力、意欲、情報処理機能、認知機能の改善効果もあることが示唆されています。

なかでもグルタミン酸とよく似た構造を持つテアニンは、うつ病にも統合失調症にも効く妙薬である可能性があるといわれています。

そんな緑茶パワーを最大限に活かすには、玉露や上質の煎茶の成分を、ぬるめのお湯（50～60℃）でゆっくり抽出して飲むのがポイントです。リラックス効果があるだけではなく、ビタミンやミネラルも摂ることができます。

緑茶を週に4杯以上飲むと うつ病のリスクが下がる

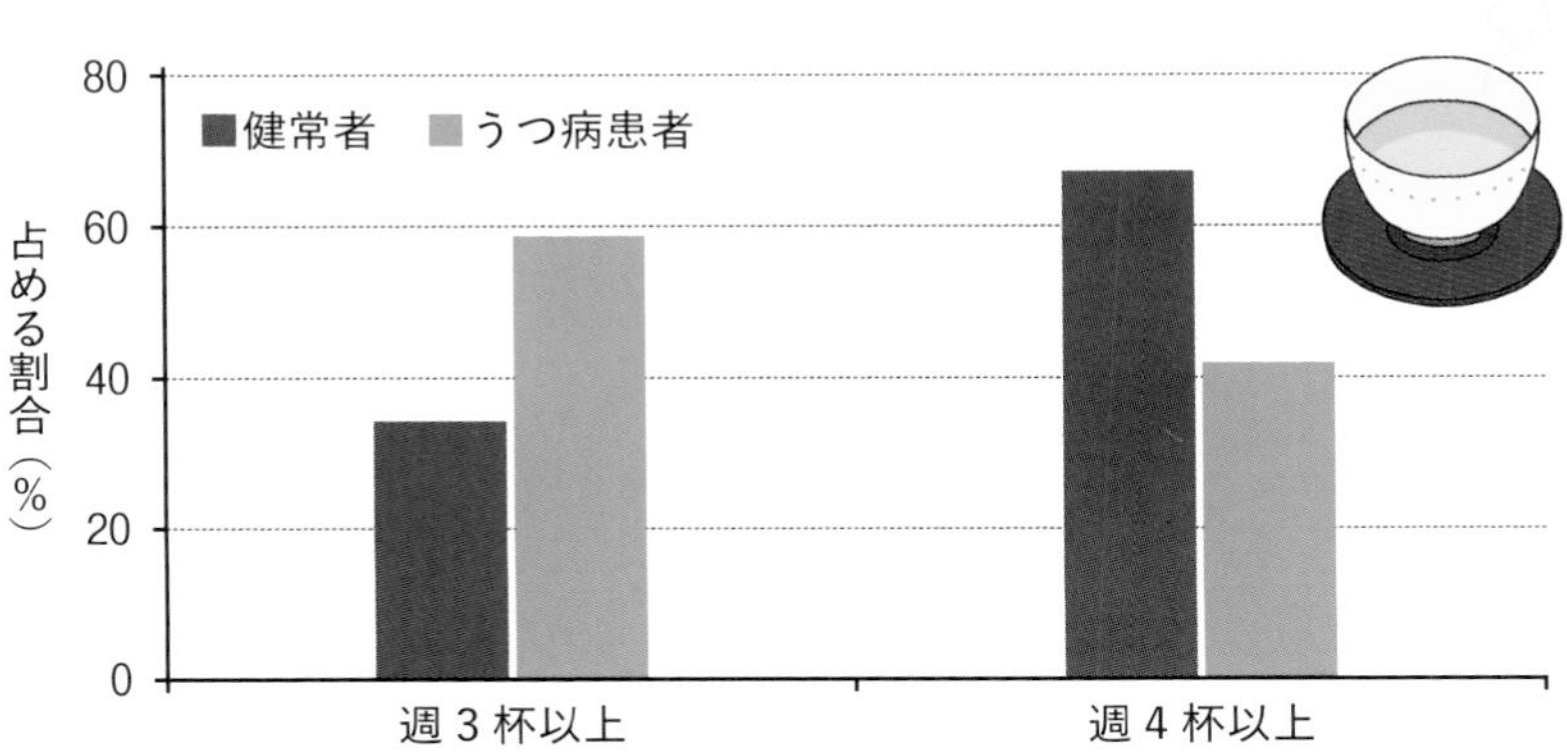

出典：New Diet Therapy；29,1,31-38,2013

緑茶パワーを得たいなら玉露と抹茶がおすすめ！ ～緑茶に含まれるアミノ酸の量～

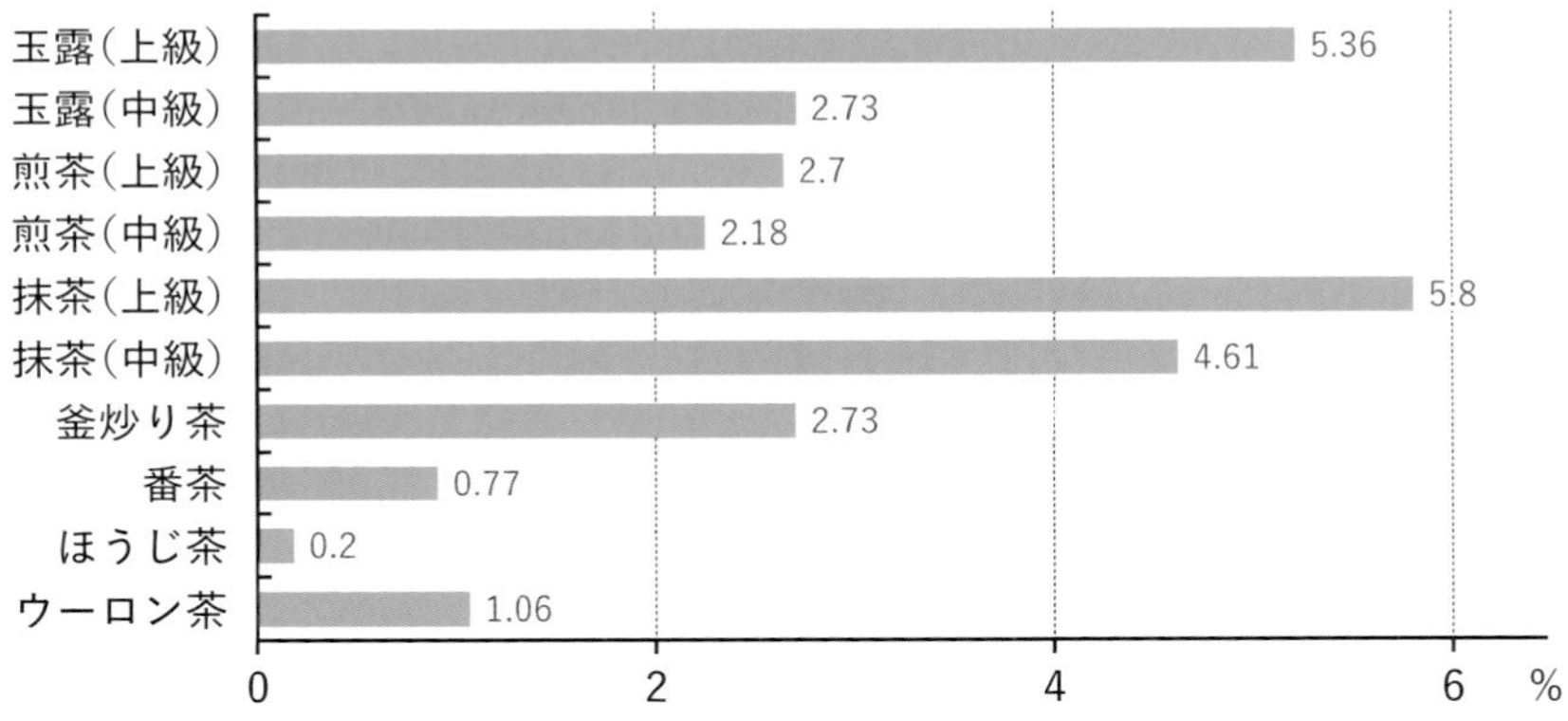

出典：社団法人日本茶葉中央会「平成23年版　茶関係資料」

チョコレートを食べると心の状態が改善する

もうひとつおすすめしたい食品が、チョコレートです。

チョコレートは単なる甘い食べ物だと思われるかもしれませんが、その原料であるカカオにはさまざまな薬効成分があります。

カカオには、ポリフェノール、メチルキサンチン類（カフェイン、テオブロミン）、交感神経系促進作用のある生体アミノ酸（チラミン、フェニルエチルアミン、トリプタミン）、アナンダミド、アルカロイドなどが含まれています。

抗酸化成分であるポリフェノールは、動脈硬化やアレルギー予防に有効であることが知られています。チョコレートを食べると虫歯になるイメージがありますが、歯周病予防の効果もあるようです。

また、メチルキサンチン類は、疲労時の覚醒《かくせい》効果やそれによる知的作業効率の向上効果があります。そのためチョコレートを食べると気分が改善する、疲労感も癒やされるという作用があり、好んで食べる人も多いようです。

欧米の調査によれば、スペイン女性の17％、アメリカ女性の28％が無性にチョコレートを食べたくなる「チョコレート渇望」を持っていました。

このような人たちは、ほかの甘いものでは代用がきかず、チョコレートだからこそ満足するという特徴があります。

１人あたりのチョコレート消費量は国によって差があります。

２０１１年の統計ではドイツやスイスで年間約11kg、スペインやポルトガルは３kg、日本は２・２kgで先進国の中ではかなり少ないほうです。

さらに、チョコレートには、カルシウム、マグネシウム、鉄、亜鉛などのミネラルも含まれています。神経伝達物質をつくる材料を摂ることもできるのです。

ちなみに、ホワイトチョコレートにはカカオマスが含まれていないので、紹介したような薬効がほとんどないことを覚えておきましょう。

加工食品を控えて炎症を回避する

抗炎症、抗酸化によって脳の神経細胞を守る栄養素がある一方で、炎症を起こしやすい栄養素や食品もあります。

食べてはいけないというわけではありませんが、できるだけ控えるようにすることで心の健康を維持することができるようになります。

炎症を起こしやすい食品や栄養素は次のようなものがあります。

①精製された炭水化物や砂糖

マウスを使った実験によると、**砂糖を摂り過ぎるとオメガ3脂肪酸の抗炎症効果が損なわれたという報告があります。**そもそも炭水化物や砂糖は高血糖につながりやすく、炎症性サイトカインの産生を促進してしまいます。

②トランス脂肪酸

マーガリンやショートニング、ファットスプレッド、食用植物油など、多くの加工食品の材料となっているトランス脂肪酸は、人工的につくられた不自然な脂肪酸のため、摂り過ぎると炎症を引き起こしやすいといわれています。

欧米では食品中のトランス脂肪酸濃度が規制されていて、ＷＨＯ（世界保健機関）は、トランス脂肪酸から摂取するエネルギーは総摂取エネルギーの１％未満にすることを目標に掲げています。

③ブドウ糖果糖液糖

ブドウ糖果糖液糖とは、別名異性化糖ともいわれる食品添加物の一種です。馴染みはないかもしれませんが、よく飲んでいる清涼飲料水やスポーツ飲料には、ほとんど入っていると思ってください。

ブドウ糖果糖液糖は血糖値を急激に上げるため、慢性炎症につながるリスクがあります。摂り過ぎには注意してください。

④加工肉

加工肉とは、ハムやソーセージなど加工された肉のことです。肉を高温で調理するときに発生する**AGEs（糖化最終生成物）という物質が、炎症を誘発する**ことがわかっています。

⑤超加工食品

超加工食品とは、米国糖尿病学会によると「糖分、塩分、脂肪を多く含む加工済みの食品。硬化油、添加糖、香味料、乳化剤、保存料などの添加物を付与して、工業的過程によってつくられる、常温でも保存することができ、日持ちする食品」と定義されています。

菓子パン、クッキー、カップ麺《めん》、スナック菓子など、みなさんもよく食べている食べ物が該当します。世界的にもその摂取量が増えている**超加工食品のデメリットのひとつは、太りやすい食品だということ**。

肥満は炎症を引き起こし、脳の炎症から心の状態を悪化させる入り口です。超加工食品ばかりを口にしていると、うつの症状があらわれるようになります。

日本人の食事の約４割は超加工食品
～世界の国々の総摂取カロリーに占める超加工食品の割合～

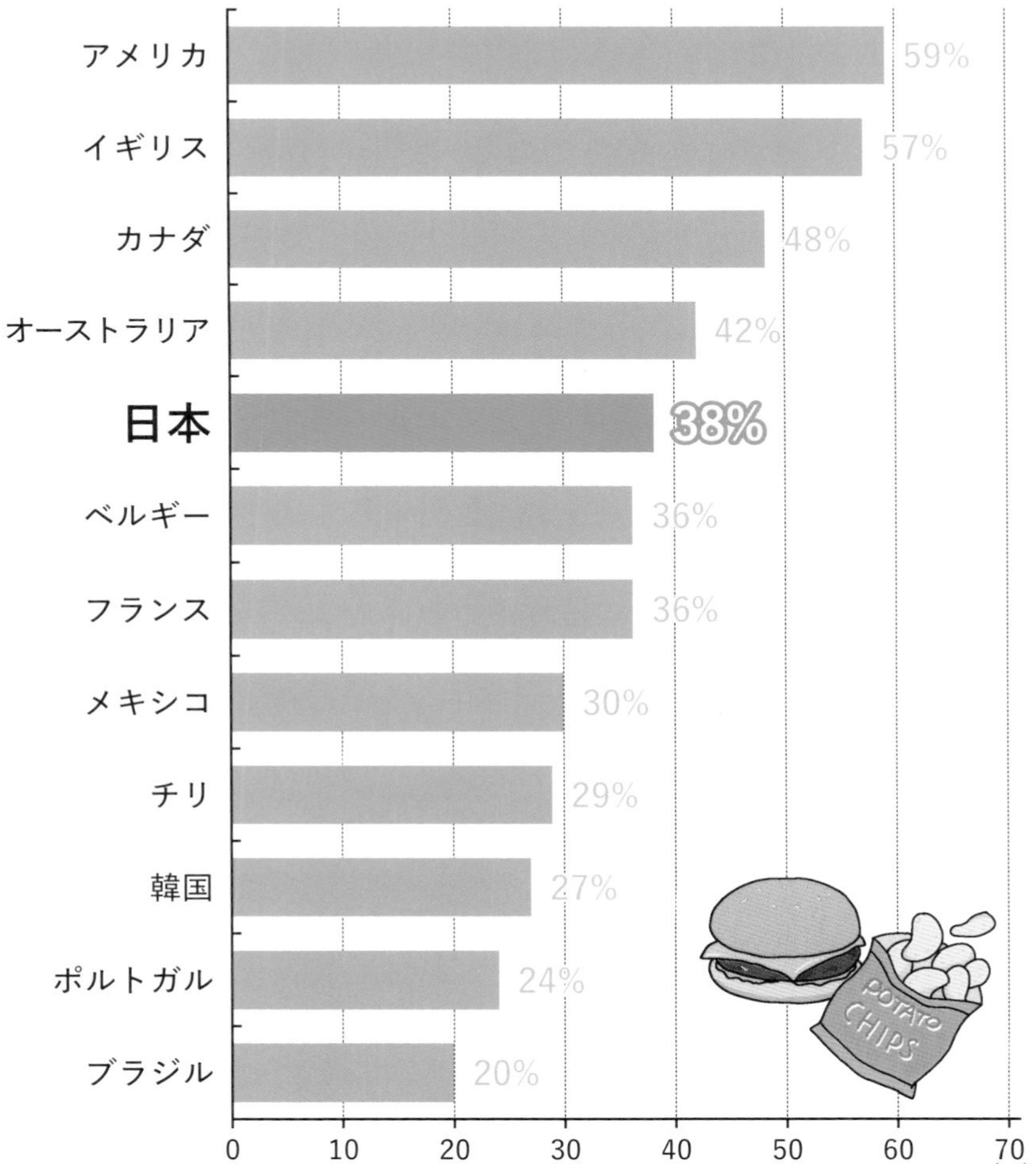

出典：米ノースカロライナ大学チャペルヒル校のグローバル・フード・リサーチ・プログラム（2021.5）

腸内環境を整えるプロバイオティクスとプレバイオティクス

うつを遠ざける栄養素の最後のテーマは、「腸内環境」です。

先ほど紹介した控えたほうがいい栄養素や食品は、腸内フローラのバランスを崩す栄養素や食品でもあります。腸内環境を悪くしないためにも、できるだけ避けるようにしましょう。

逆に、腸内フローラのバランスを整えるために摂ったほうがいいのが、プロバイオティクスとプレバイオティクスです。

プロバイオティクスとは、ビフィズス菌や乳酸菌など腸に存在する善玉菌のことで、具体的な食品としては、それらの菌を使った発酵食品や飲料などになります。

プレバイオティクスとは、善玉菌のエサとなる食品成分のことで、具体的にはオリゴ糖や食物繊維などになります。

この2つを同時に摂ることをシンバイオティクスといいます。

腸内環境は2つの食品群でしっかり整える！

プロバイオティクス
善玉菌を補う

善玉菌を腸に直接届ける
悪玉菌の活動を抑える

- ヨーグルト、納豆などの乳酸菌
- ぬか漬け、みそなどのビフィズス菌

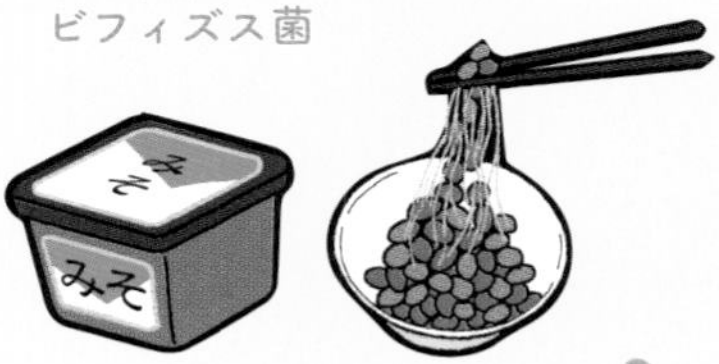

プレバイオティクス
善玉菌を育てる

善玉菌を増殖、活性化し
腸内環境を整える

- ブロッコリー、豆類、きのこ類などの食物繊維
- キャベツ、たまねぎ、全粒穀物（玄米）などのオリゴ糖

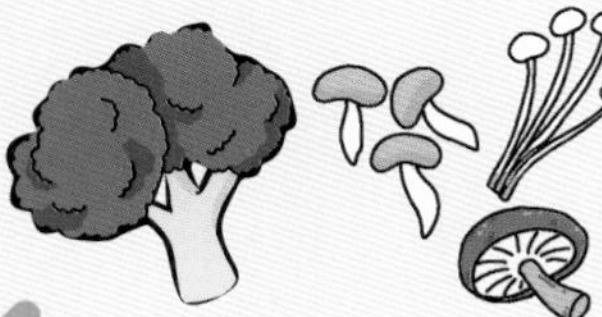

シンバイオティクス
相乗効果

プロバイオティクスとプレバイオティクスを
組み合わせて用いることで効果的に
腸内環境を整える

心に効くといわれるサプリメントとの上手な付き合い方

ここまで紹介してきた栄養素のなかにはサプリメントで摂ることができるものもありますが、栄養成分単体での科学的データは現状では不十分なものが少なくないので注意が必要です。国立健康・栄養研究所による「健康食品データベース」など、信頼できる情報を参考にするようにしてください。特に、高価なものは要注意です。

ちなみに、うつに有効なサプリメントとして知られる、セントジョーンズワート（西洋オトギリソウ）は、「おそらく有効と思われる」と記載されています。それでも医薬品との相互作用があるので、摂取する場合は医師に相談することをおすすめします。

サプリメントは補助食品として、ふだんの食事から摂れていない場合に利用するようにするのが原則ですが、これまでにあげたビタミンやミネラル、オメガ3脂肪酸などが不足しがちではないかと思う方は、使ってみてもいいでしょう。ただし、用法・用量は、きちんと指示を守りましょう。

第3章

薬だけに頼らなくても、うつが遠ざかる食べ方

うつを遠ざける食べ方＝炎症を起こさない食べ方

うつを引き起こすストレスには、自覚できるストレスと気づかないうちに心と体をむしばんでいる隠れストレスがあります。

隠れストレスのひとつが、食べることに困らなくなったことで生まれたストレスです。食べたいものをおなかいっぱい食べることで栄養のバランスが崩れ、気づかないうちに心に負担をかけていたのです。

この隠れストレスを消すために紹介したのが、第2章の栄養素です。第3章では、これらの栄養素を効率よく摂るための食べ方を紹介していくことにしましょう。

うつを遠ざける食べ方として注目されているのは、抗炎症食です。

神経伝達物質をつくる栄養素を含んだ食品を取り入れながら、炎症を起こさない体をつくる食べ方を目指します。

朝食をしっかり摂る人に、うつ症状があらわれる人は少ない

みなさんは朝食をどのように考えていますか?
若い世代ほど朝食を抜く傾向にあるようですが、心の健康にとって朝食抜きはNGです。朝食は、炎症を起こさない体をつくる大事な要素だからです。

ワシントン大学の精神医学・行動科学研究グループが行った研究では、「朝食をしっかり摂る」「睡眠を十分に取る」「運動をする」といった生活習慣を持つ青年は、うつ症状があらわれる人が少ないという報告がされています。

インドで学生を対象に行った研究でも、朝食を摂る人と摂らない人では、朝食を摂ったほうが栄養状態はよく、運動・活動量も多く、さらに勉強時間も増え、うつ症状も少ないことが報告されています。

私たちが行った日本人1万人以上の調査でも、朝食を摂る人はうつ病になったこと

が少ないという結果が出ています。

朝食に対していろいろな意見があるのは事実です。

朝食を無理に摂ると太ると考える人もいるようですし、「朝は排泄《はいせつ》の時間だから、朝食は体に悪い」「朝食を摂らないほうが調子はいい」と主張する人もいます。しかし、心の健康を維持したいなら、朝食は摂るべきです。

私が考える理想の朝食は、主食に玄米ごはんなど食物繊維や栄養素の豊富な全粒穀物（量は控えめに）。おかずはたっぷりの野菜と十分なたんぱく質（卵、大豆製品、肉、魚など）。汁ものは野菜、海藻、きのこ類など具だくさんのみそ汁かスープ。そのほか、ヨーグルトなどの乳製品。緑茶やコーヒーも大切です。

もちろん、朝の貴重な時間にこれだけの料理をつくるのは大変ですが、栄養を十分に摂ることで体のスイッチが入り、日中の活動量が上がって充実した1日になるはずです。

うつを遠ざけたいなら、夕食より朝食に力を入れるべきです。

若い人たちほど朝食を抜く人が多い！
〜年代別朝食欠食率〜

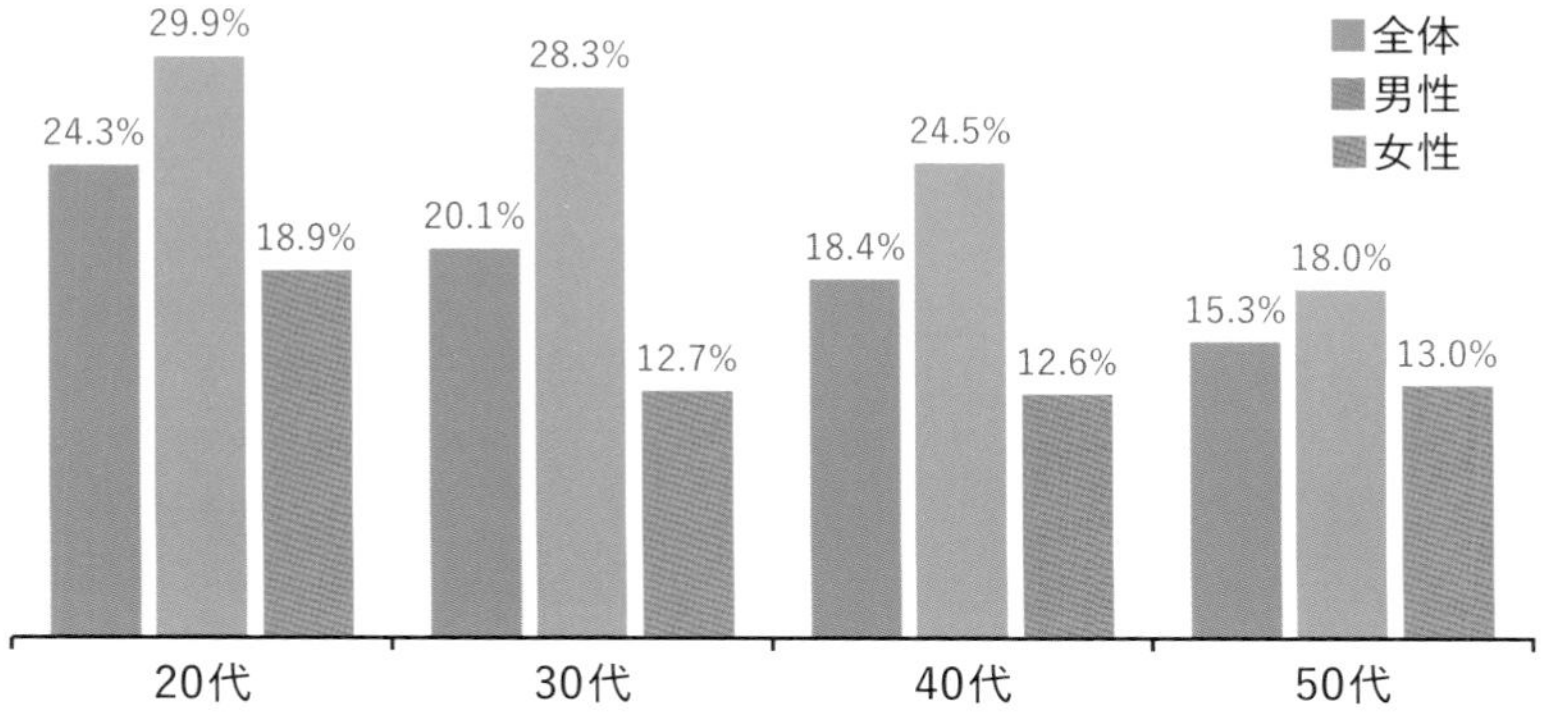

出典：平成28年国民健康・栄養調査

朝食を毎日摂る人は、うつ病のリスクが下がる！

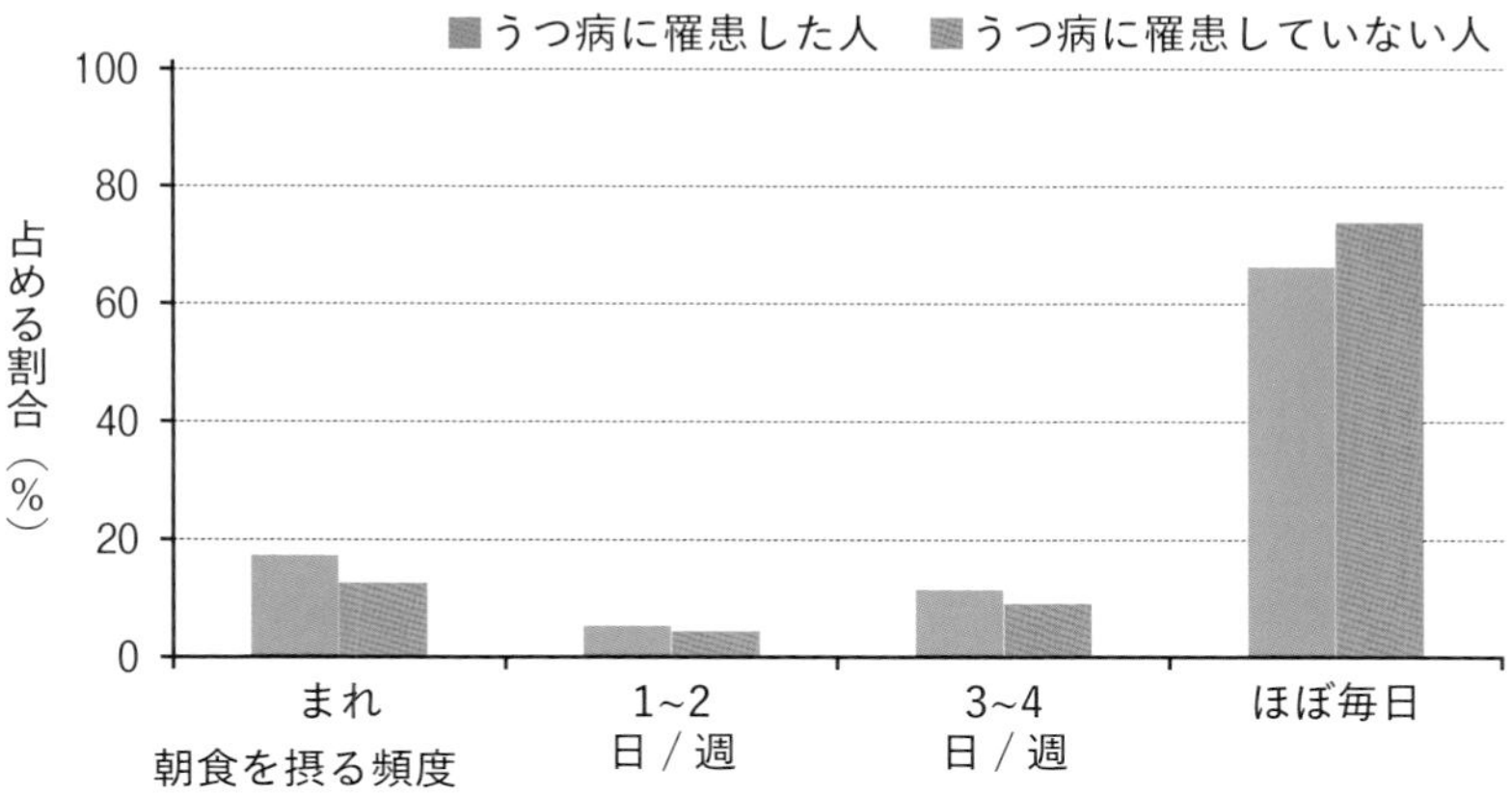

出典：国立精神・神経医療研究センター（2018年）

うつヌケ食事の第一歩は、朝食を摂ることから始まる

朝食が心の状態に大きく影響するのは、**朝食には1日の体のリズムを整えるはたらきがあるからです。**

私たちの体には、体内時計が備わっています。

そのおかげで、朝起きると活動的になり、夜になると眠くなるというサイクルを意識することなく保てています。そのサイクルに合わせて、ホルモン分泌《ぶんぴつ》や体温など体の基本的な機能がコントロールされています。

ただし、体内時計にはひとつだけ難点があります。それは、約24時間10分の周期でリズムを刻んでいることです。1日は24時間（地球の自転周期）ですから、そのままでは毎日少しずつズレていくことになります。

そのため、私たちは毎日、そのズレをリセットする必要があります。

その方法は、太陽の光を浴びること、そして朝食を摂ることです。

体内時計には2種類あって、1つは脳の視交叉上核《しこうさ》という部位にある「中枢時計」、もう1つは各臓器にある「末梢時計」。そして、中枢時計は朝の光を浴びることでリセットされ、末梢神経は朝食を摂ることでリセットされるといわれます。

つまり、朝食を摂らないと体内時計に狂いが生じてくる可能性があるのです。体内時計が乱れると、昼間に集中力が続かなくなります。夜眠れなくなることがあります。

ホルモンのバランスが崩れて、食欲を増進させるホルモンの分泌が高まります。必要以上に食べると、炎症体質の根源である肥満につながります。また、1日のリズムの乱れから起きるあらゆる不調が生活習慣病につながり、慢性炎症を引き起こすことになるのです。

たかが朝食と思ってはいけません。うつヌケ食事の第一歩は、朝食を摂ることから始まります。

中枢時計は朝の光、末梢時計は朝食でリセットされる

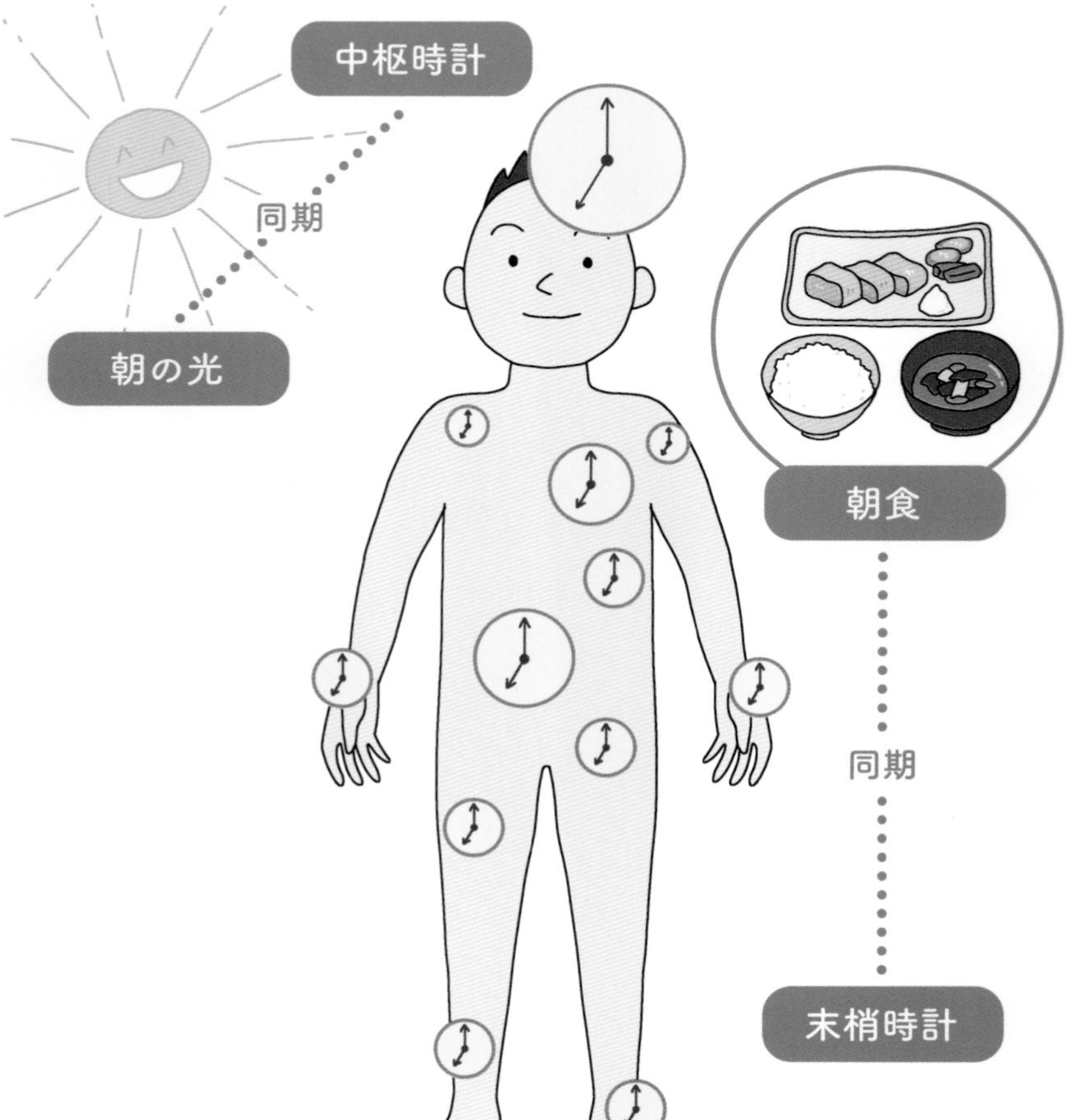

ＷＨＯも推奨する世界の健康食「地中海食」

うつを遠ざける抗炎症食とは、わかりやすく解説すると、隠れストレスの原因となった食べ方を改めること、つまり、栄養バランスのいい食事を規則正しく摂ることです。それが、心の健康を取り戻せるだけでなく、生活習慣病になりにくい体を手に入れることにもなります。ただし、実践するにはいくつかのポイントがあります。

まず、ＷＨＯが健康的な食べ方として推奨している「地中海食」について紹介しましょう。

地中海食とは、野菜、果物、ナッツ類、豆類、魚介類、オリーブオイルが豊富で、そこに穀物類と適量の赤ワインが加わり、肉類や乳製品が少ない食事のことです。

その反対が西洋食。加工肉（ハム、ソーセージ、ベーコン、サラミなど）、ピザ、ミートパイ、フライドポテト、ハンバーガー、白パン（精製した小麦粉でつくるパン）、砂糖、味つき乳飲料、ビールなどが食卓に並びます。

地中海食は、欧米では健康食の代名詞のようになっています。

事実、欧米諸国における過去12の研究による合計157万人を対象としたメタ解析では、地中海食で栄養を摂っている人は一定期間での死亡率が低く、心臓病、がん、アルツハイマー病やパーキンソン病などの神経変性疾患《しっかん》のリスクも低いことが明らかになっています。

スペインの健康な大学卒業生を対象にしたうつ病発症を4年間調査した結果でも、うつ病を発症したのは1万人中約500人で、地中海食のスコアが高かった人はそうではない人と比べて、うつ病の発症率が少ないことが報告されています。

みなさんが地中海食を実践するうえで気をつけるべきことは、地中海食はもともとヨーロッパの食文化に慣れ親しんできた人たちを対象として考えられた食事法だということです。

当然ながら、日本人が実践する場合には、少しアレンジが必要になります。もちろん、食生活は人それぞれですから、自分のいまのスタイルに合わせて微調整してかまいません。

たとえば、日本人は欧米人に比べて、魚の摂取量が2～3倍多い反面、乳製品や肉類の摂取が少ない傾向があります。

地中海食に無理に近づけようと魚の摂取量を増やしたり、乳製品を減らしたりすると栄養バランスを崩す可能性があるので、注意が必要です。

また、地中海食はオリーブオイルをふんだんに使うことが推奨されていますが、ふだんあまり使っていない場合は、できる範囲で使っていくというスタンスでいいと思います。

日本人が地中海食を実践するうえで注意したいのは、1日1～2杯のワインかもしれません。

日本人の約4割はお酒に弱い体質です。無理に飲む必要はありません。うつの症状改善に効くといわれる緑茶で代用することをおすすめします。

健康によい「地中海食」のイメージ

食べるのは月に数回ほど	脂肪が多い肉 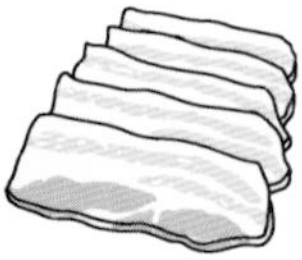	
週に数回まで	甘味 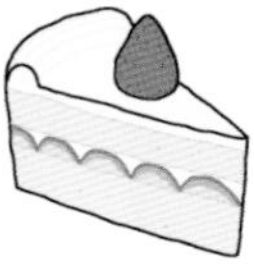	卵 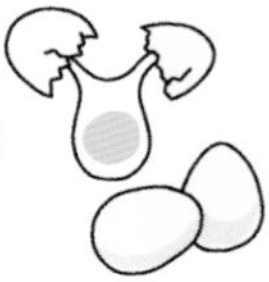
	鶏肉 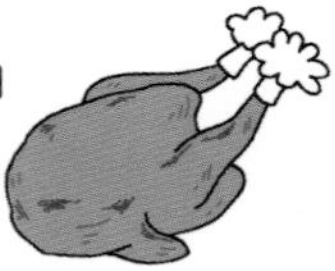	魚 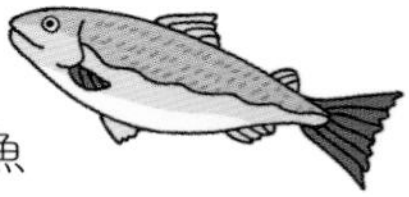
毎日食べる	チーズ・ヨーグルト 	オリーブオイル 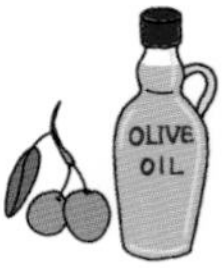
	野菜 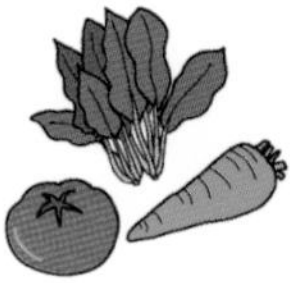	果物 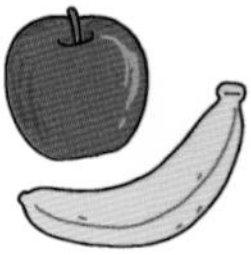
	豆類・ナッツ類 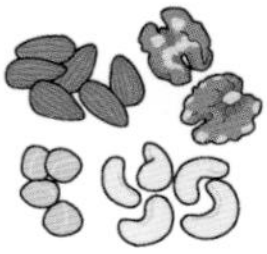	ごはん・パン・パスタやじゃがいも 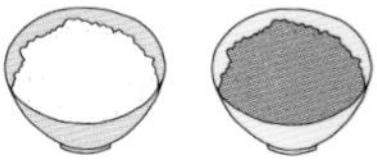
適量	ワイン 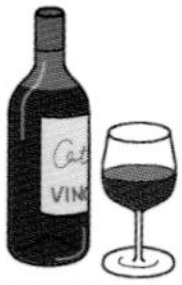	水 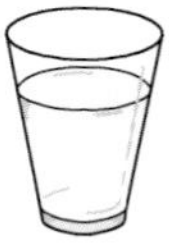

世界中の人たちが認める日本の伝統的な和食

うつを遠ざける食べ方として改めて見直したいのが、日本の伝統的な和食です。食が隠れストレスになった背景には、日本人の食の欧米化があります。

うつ病と和食の関連を調べた研究はそれほど多くありませんが、**健康的な日本型の食事でうつの症状が少なくなる**との報告がありました。

国立国際医療研究センターが行った研究では、食事のスタイルを①健康日本型（野菜、果物、大豆製品、きのこ類、緑茶を多く摂取）、②動物性食品型（肉や卵などを多く摂取）、③洋風朝食型（ごはんや魚は少なく、パンや菓子類などを多く摂取）の3パターンに分類。それぞれの食事によるうつ症状の有無を調査しています。

その結果、健康日本型の傾向がある人は、ほかのスタイルと比べて、うつの症状のある人が56％も少なかったそうです。

福岡県糟屋郡久山町の住民を対象に、食事と認知症の関係を17年間にわたって追跡した調査もあります。

結果は、大豆や大豆製品、野菜類、乳製品を多く摂り、米の摂取量は控えめといった食事パターンは、認知症のリスクを低下させると報告されています。

健康的な日本食スタイルは、脳の健康にもいいというわけです。

ただし、和食にも気をつける点があります。

それは、ごはんに合うみそ汁、漬物などはしょう油やみそ、塩といったものを使うことから塩分量が多くなることです。

日本人は、欧米人と比べると塩分を摂り過ぎています。厚労省が推奨している塩分の目標量（食塩相当量）は、成人1人1日当たり男性7・5g未満、女性6・5g未満。それに対して、国民健康・栄養調査（2016年）によると平均摂取量は、男性が10・8g、女性9・2gと大きく上回っています。

健康的な食事といわれる和食をうつヌケ食として活用するために、ダシのうまみ、柑橘《かんきつ》類や酢の酸味、香味野菜などをうまく使って味付けするようにしましょう。

コンビニ食、外食でも、うつを遠ざけるコツがある

抗炎症食を実践するには、自炊するのが理想です。しかし、料理が苦手だったり、そもそも自炊の経験がなかったり、自炊をしている時間がなかったりして、コンビニの弁当や外食に頼っている人も多いと思います。

これもまた、便利な世の中だからこそ可能な食のスタイルでもあります。コンビニ食や外食が習慣になっている人に「自炊をしましょう」とすすめても、なかなか切り替えるのは難しいでしょう。そこで、調理済みの食品でも栄養バランスを維持できるコツを紹介したいと思います。

コンビニ食や外食の大きな問題は、塩分・脂質が多く、カロリーが高い反面、野菜が少なくなりやすいことです。

このような食事では、野菜に含まれる食物繊維やビタミン、ミネラルなど、うつを

遠ざける効果のある栄養素が不足しがちになります。しかも、慢性炎症につながる太りやすい体質をつくることにもなります。

コンビニ食や外食で商品やメニューを選ぶときは、いくつかの食品を意識的に足しながら、上手に栄養バランスをとれるようにひと工夫することです。

●コンビニで商品を選ぶときのポイント

カップラーメン、おにぎり、惣菜《そうざい》パンのみといった食事では栄養不足です。できれば、**主食は玄米や麦飯のレトルトパック、もち麦や雑穀の入ったおにぎりなどを選びましょう。おかずは野菜サラダ、野菜たっぷりの具だくさんの汁ものなどが**ベター。ヨーグルトをプラスすると、なおいいでしょう。

●外食をするときのポイント

ラーメン、カレーライス、丼ものなど1品料理はできるだけ避けてください。どうしても食べたい場合は、おひたしや野菜サラダ、野菜料理、納豆などを追加するといいでしょう。**おすすめは、刺身定食や焼魚定食など和食のもの**です。中華ならレバニラ、野菜いためなどバランスのよい定食で、ごはん少な目にするとよいでしょう。

誰かと一緒に食べると、いつもの食事がうつを遠ざける食事になる

食事はひとりで食べる（孤食）か、家族や友人と楽しんで食べる（共食）かでも、心に与える影響が変わってきます。

食卓での会話には、食べている料理のことだけでなく、その日にあったこと、不思議に思ったこと、嫌に感じたこと、うまくいって自慢したいことなど、いろいろなことが出てくると思います。

大事なことは、聞いてくれる相手がいるということです。それだけで、心の状態が悪い人にとってはカウンセリングになります。聞いてもらえるだけで、心がらくになります。

「日本老年学的評価研究機構」（ＪＡＧＥＳ）が行った、要介護認定を受けていない65歳以上の高齢者でうつ症状のない３万７１９３名を３年間追跡した調査によると、「孤食」の人ほど、うつ症状を発症していることが明らかになりました。

孤食の人はうつ病のリスクが高い
～孤食、共食とうつ～

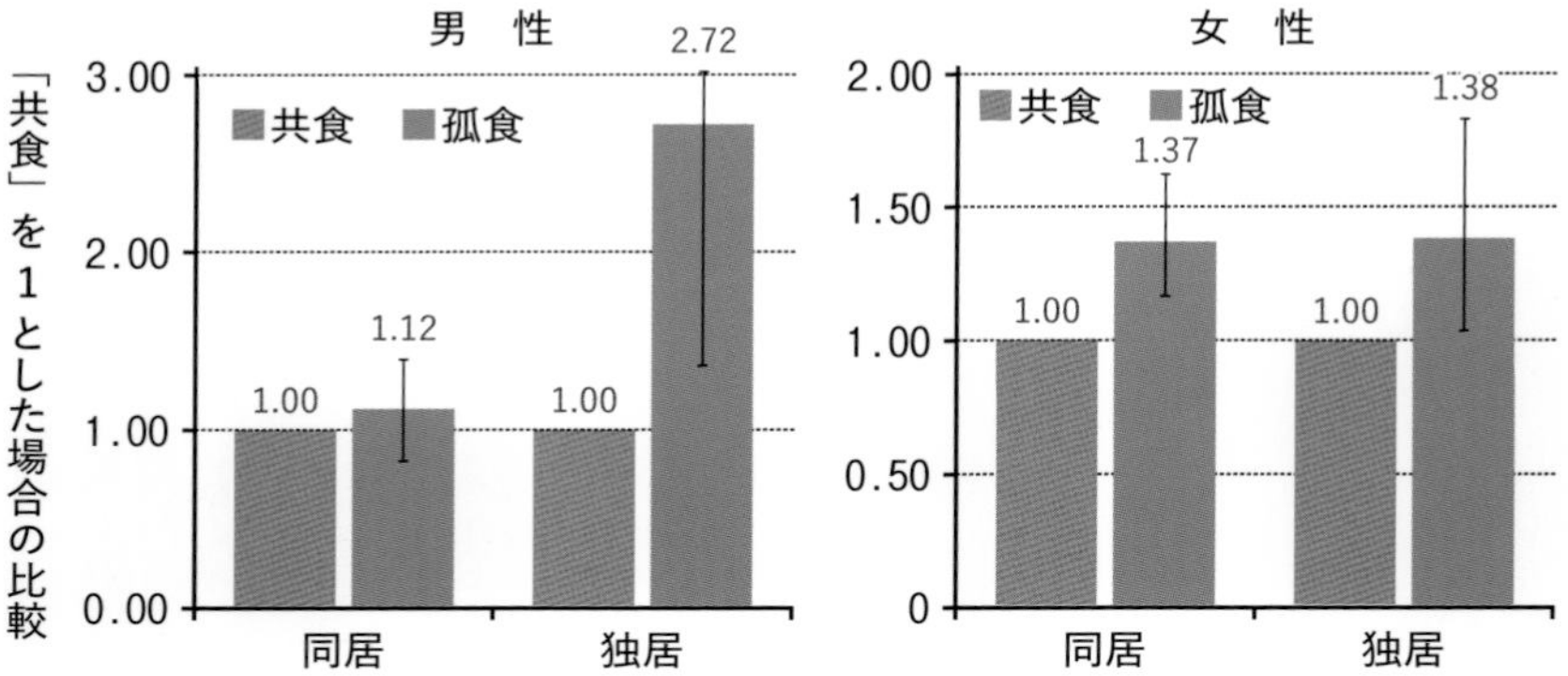

出典：日本老年学的評価研究（2015）

また、ひとり暮らしの男性は、共食の人と比べると2・7倍うつ病を発症しやすいことがわかりました。

ほかの人と食事するのはわずらわしいと思う人もいるでしょうが、心の健康のためには、できるだけ誰かと一緒に食事を摂ることをおすすめします。もちろん、毎回共食する必要はありません。ときどき、誰かと話をしながら食事するだけで、うつを遠ざける食事の効果がさらに高くなります。

実際、コロナ禍で食事中の会話を控えることは、心にさまざまな負の影響を与えたと考えられます。

食物アレルギーがある人は、成分表示に要注意

食物アレルギーがある人は、アレルギー反応を示す食品はできるだけ摂らないように心がけてください。

食物アレルギーは、免疫システムの過剰反応によって起こる症状で、発症の際には体内で炎症反応が起きています。

食物アレルギーがある人は、日頃から食べる物には気をつけていると思いますが、生鮮食品でない場合、アレルギーの対象となる成分が微量に含まれている場合があります。

そういう食品を食べると、**アレルギー症状が出なくても、体内では軽度な炎症反応が起こっています。**気づかないうちに慢性炎症につながることもあるので、食物アレルギーがある人は、面倒でも、つねに成分表示を確認するようにしましょう。

がんも治るといわれる究極の食事法「ケトン食」はうつにも効果あり

抗炎症食として究極の食事法も紹介しておきましょう。
その食事法とは、「ケトン食」です。

私たちの体には、糖質を分解したグルコースをエネルギー源とする「糖燃焼回路」と、脂質を分解したケトン体をエネルギー源とする「脂肪燃焼回路」という2つの回路があります。

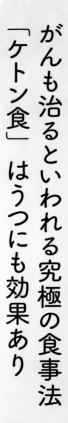

通常、メインとして使っているのは糖燃焼回路ですが、ケトン食では脂肪燃焼回路を使います。**ケトン食の特徴を簡単に紹介すると、糖質の摂取量をぎりぎりまで減らし、代わりに脂質をたくさん摂るという食べ方**になります。

ケトン食が体によいといわれるのは、肥満や生活習慣病につながる糖質を限りなく摂らない食事法だからです。**糖質を摂らなければ太るリスクも、糖尿病になるリスクも下がります。**

当然ながら、うつのリスクも下がります。

また、**がん細胞のエネルギー源も主に糖質ですから、糖質を摂らなければ、がん細胞が増殖しにくくなります。**

ケトン食は脳にもよいことを示す研究結果が増えており、うつ病にも効果があるのではないかと期待されています。

ただし、ケトン食を正しく実践するには、専門の医師と栄養士の指導で厳密な糖質制限、中鎖脂肪酸を多く含む高脂肪食を摂取する生活を続ける必要があります。それだけ厳密に行わなければ効果を期待できないということです。

もちろん、実践することで小児の難治性てんかんや、グルコースを血液から脳組織に取り込めない遺伝性疾患《しっかん》に有効なことははっきりしています。また最近では、がんやアルツハイマー病の治療効果に関する研究報告も出始めています。

短期間なら断食も効果あり

健康的な食事法として、「プチ断食《だんじき》」「16時間断食」といった断食が注目されています。一定の空腹時間をつくることには、たしかにメリットがあります。

①消化活動に追われている内臓を休ませられる、②蓄積している脂肪をエネルギーとして使える、③古くなった細胞が生まれ変わるオートファジー機能が活発化するなど、炎症しない体をつくるうえでもうれしい効果も報告されています。

しかし、私はあまりおすすめしていません。なぜなら、16時間という空腹時間をつくろうとすると朝食を抜く人が増えるからです。うつを遠ざける食べ方としては、朝食抜きはNG。1日3食、バランスよく栄養を摂るのが理想です。

断食を短期間試してみるのはかまいませんが、長期的な習慣にするのは、結果的に心の状態に悪影響が出る可能性があります。

プチ断食は朝食抜きが実行しやすい！

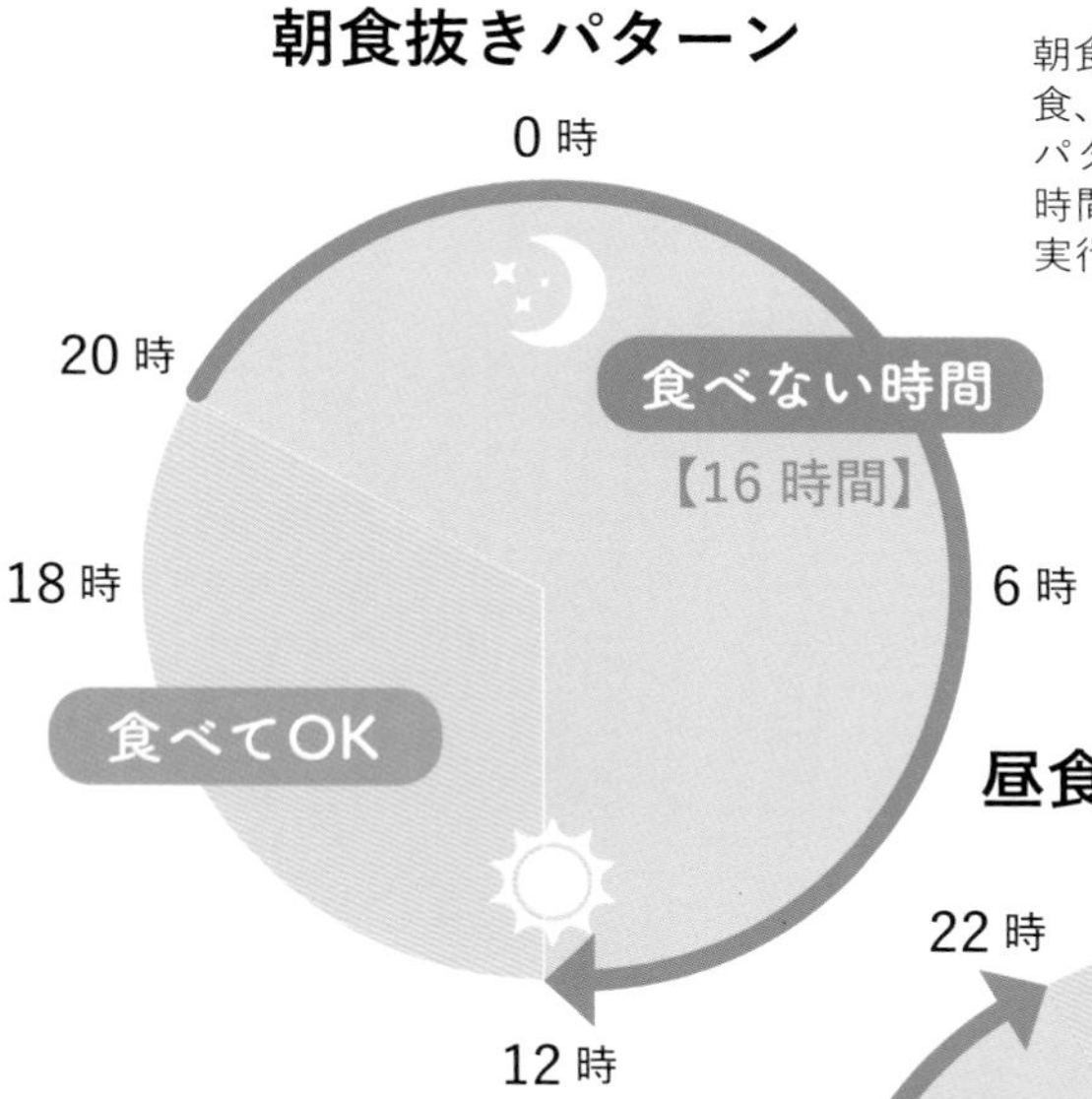

朝食を抜いて、12時過ぎに昼食、18～19時に夕食。このパターンなら、プチ断食（16時間の空腹時間をつくる）を実行しやすいと考えられる。

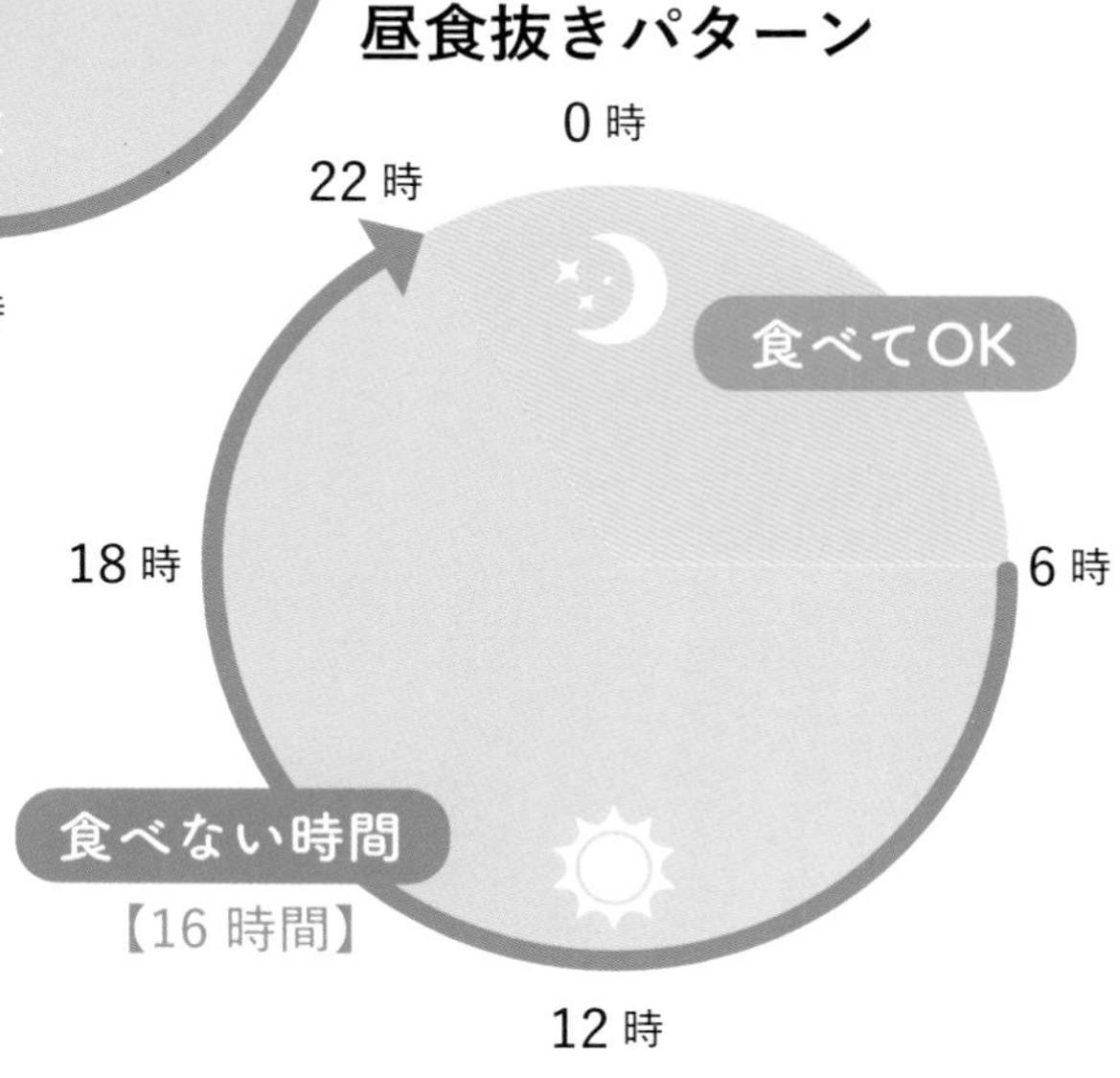

朝5時くらいに朝食。昼間は何も食べず、夜遅く22時を過ぎてから夕食。16時間の空腹時間はつくれるが、実行するのは難しい。

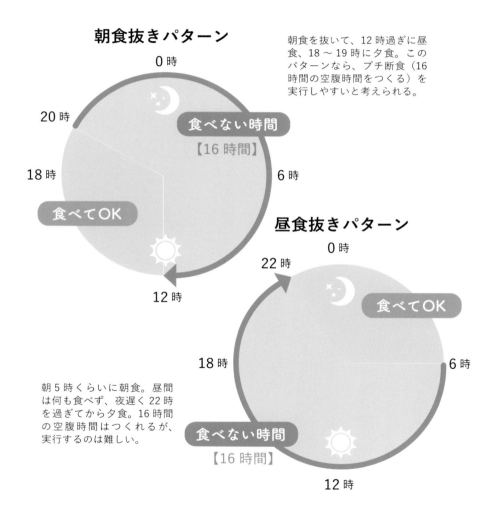

歯周病や虫歯があるとうつ病のリスクが上がる

高齢者の歯の欠損数や歯周病はうつ病と関連する、という研究結果があります。また、うつ病になると虫歯や歯周病などになりやすいという、双方向性の関連も指摘されています。**デンタルケアはメンタルケアにも重要**なのです。

デンタルケアの第一のポイントは、やはり歯磨き。細菌の塊であるプラーク（歯《し》垢《こう》）を定期的に除去することがとても大切です。歯ブラシで歯の表面を磨いているだけでは、プラークの除去はできませんので注意が必要です。

1日1回でいいので、歯ブラシで歯と歯肉との間にあるプラークを取り除くことを意識する。歯間ブラシやデンタルフロスを使うのも、プラーク除去には効果的です。

定期的に歯科医に通って、歯石（歯垢が石灰化したもの）を除去してもらうのも、歯の健康を保つのに有効です。

歯の健康を保つことに加えて、うつを遠ざける食べ方として覚えておいてほしいのが、よく噛《か》んで食べることです。

よく噛んで食べると早食い防止になるだけでなく、少量の食事でも満腹感を得やすくなり、肥満予防につながります。また、よく噛むことで血糖値の上昇がゆるやかになり、糖尿病の予防にもなります。

よく噛んで食べる習慣は、脳の活性化にも役立ちます。なぜなら、よく噛むことで脳の血流が増加し、記憶や感情をコントロールする海馬《かいば》や前頭葉のはたらきが活発になるからです。プロアスリートのなかにガムを噛んでいる人を見かけますが、よく噛むことはリラックス効果や集中力を高めることにもつながります。

さらに、よく噛んで食べると、口内を洗浄してくれる唾《だ》液の量を増やし、虫歯や歯周病を予防する効果も期待できます。

理想は、１口で咀嚼《そしゃく》30回。

何回噛んだのかを意識しながら食べるのは味気がないでしょうから、固形物を感じなくなるまで噛むくらいでいいでしょう。

うつとの戦いは長期戦、こだわり過ぎると逆効果になることも

第2章、3章では、心の状態を悪くする隠れストレスのひとつ、食事の対策について解説してきました。摂ったほうがいい栄養素や食品、工夫したほうがいい食べ方をなんとなくイメージできたでしょうか?

とはいえ、いままでの食事を一気に変えるのは難しいと思います。まずは、できるところから始めてみてください。

心の状態が悪くなると、やる気がなかなか起きなくなるものです。そういう状態で、無理に頑張ろうとしたり、完璧にしようとしたりすると、逆にストレスになります。

そもそも、うつとの戦いは長期戦です。

食事を変えたからといって、効果があらわれるまでにはしばらくかかります。それでも、続けているとうつヌケできるのが、うつを遠ざける食事なのです。

第4章

よく体を動かしてぐっすり眠れば、うつにはならない

運動不足は体に悪いが、脳にも悪い

ここまで隠れストレスを消すための食事について詳しく解説してきました。第1章で紹介したように、隠れストレスには食事に加えて、運動と睡眠の問題があります。食べ方を改めるだけでなく、運動や睡眠も見直すと、さらにストレスに強い心を手に入れることができます。

現代人の運動不足はかなり深刻です。

人間の基本運動といえば歩くことですが、私たちは歩くことさえ少しずつ減ってきています。

厚生労働省の国民健康・栄養調査（２０１７）によると、20歳以上の日本人の1日の平均歩数は、男性６８４６歩、女性は５８６７歩。**２００３年の数値と比べると、男性がマイナス６５７歩、女性がマイナス８９５歩**になります。

厚生労働省が設定する身体活動量の基準から換算する理想の歩数は、１日８０００～１００００歩。とても届かない数字です。

同じ調査での運動習慣に関する項目には、さらに残念な数字があります。20歳以上で、運動習慣のある人（1回30分以上の運動を週2回以上して1年以上継続できている）は、男性が35・9％、女性が28・6％。最も運動しない世代は、男性が30代、女性は20代になります。

運動不足が肥満やメタボ、糖尿病や脂質異常症などの生活習慣病につながることはよく知られていると思いますが、うつ病をはじめとする精神疾患《しっかん》の発症リスクとなったり、症状を悪化させたりすることもわかってきました。

たとえば、アメリカの大学卒業生１万２０１人を約25年間観察した調査によると、卒業時に身体活動が多い人やスポーツ選手だった人は、身体活動が少なかった人たちと比べて、うつ病を発症する割合が少なかったと報告されています。

同じアメリカでの研究になりますが、50歳以上の１９４７人を5年間観察した調査でも、身体活動が高い人ほどうつ病の発症率が低かったといいます。運動不足が続くと、すぐに心の状態が悪くなることはなくても、うつ病のリスクが少しずつ上がっていくということなのでしょう。まさに隠れストレスです。

逆に、運動するようになると、心の状態がよくなります。

第1章で脳を元気にするＢＤＮＦ（脳由来神経栄養因子）という物質が減るとうつの症状があらわれる（ＢＤＮＦ仮説）と紹介しましたが、そのＢＤＮＦが運動で増えることがわかってきました。

マウスを使った実験では、よく運動させると海馬《かいば》でＢＤＮＦが増加すると報告されています。その実験では、ストレスを与えたマウスによく運動させると、海馬のＢＤＮＦの減少が見られないことも確認されています。

さらに注目すべきことに、運動を用いたうつの治療法は、薬と同等の効果があるという報告もあります。

運動療法の群、抗うつ薬で治療された群、プラセボ（偽薬）で治療された群で16週

運動には薬と同等の治療効果がある

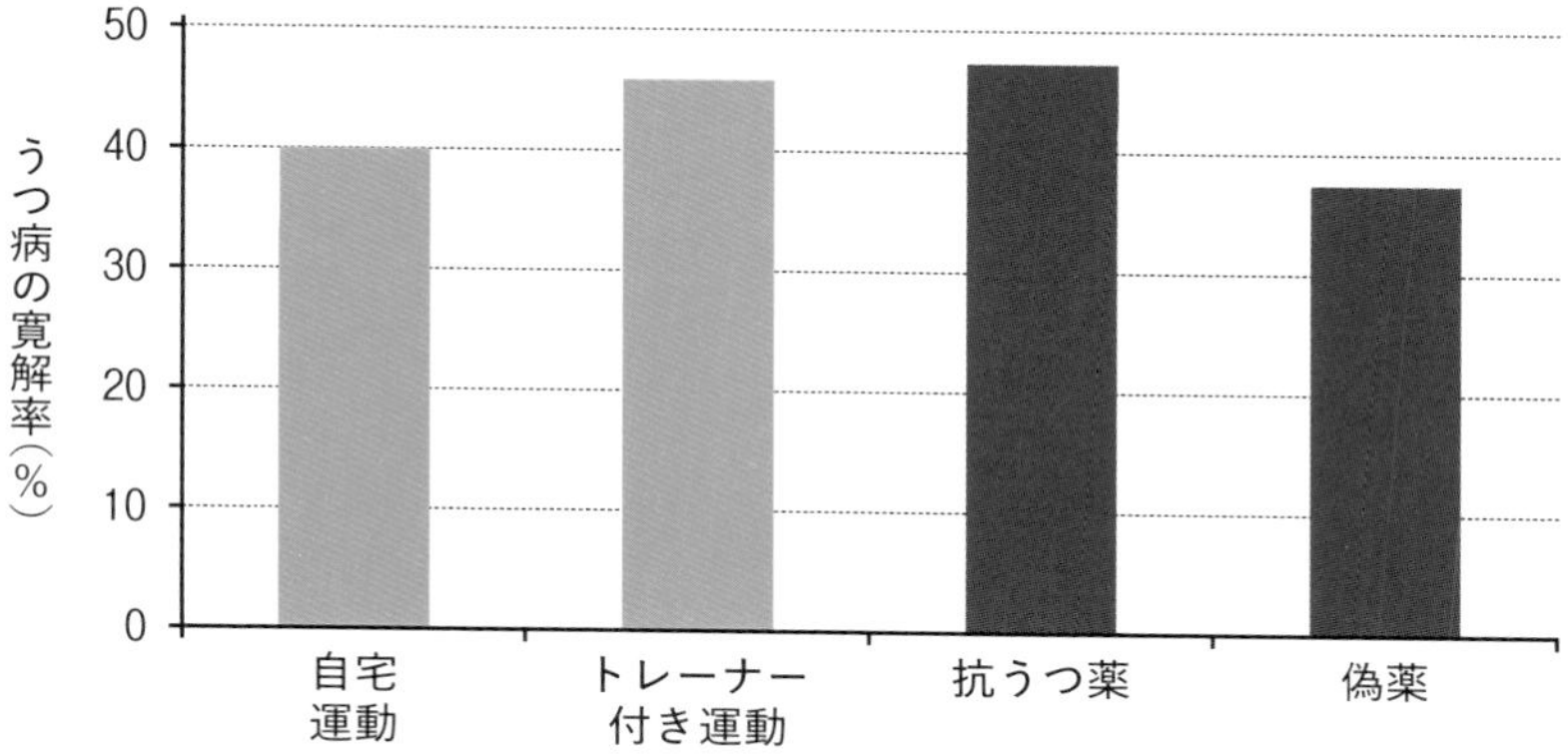

出典：Psychosom Med.；69, 587-596, 2007

間の比較試験を行ったアメリカの研究では、運動療法と抗うつ薬の効果は、ほぼ同等という結果が報告されています。

それだけではありません。うつ病が治った人を対象に10カ月後の再発率を比較したところ、運動療法を続けていた群が抗うつ薬で治療されていた群より低かったのです。再発予防には、薬より運動という結果だったのです。

この結果だけで、運動療法が第一とはいえませんが、少なくとも運動習慣が心の状態をよくしてくれるのは間違いありません。

1日5分からのウォーキングで心がすっきり

それでは、具体的にどの程度の運動をするとよいのでしょうか。

まず、ハードなトレーニングやスポーツは必要ありません。そもそも、何をするにしてもやる気の起きない状態にあるうつの人に、「激しい運動をしましょう」といっても、無理であることはいうまでもありません。

欧米でうつ病の運動療法として取り入れられているメニューは、週2～5回のエアロビクス、ウォーキングや軽いジョギングといった有酸素運動です。1回30分程度だといいます。ただし、これでも、体を動かすのがおっくうになっている人は、なかなか始められないかもしれません。

私のおすすめは、1日5分間のウォーキングから始めることです。

このくらいなら、運動が苦手な人も、忙しい人も始められると思います。やる気が起きない人も、**1日のうちで5分間くらいなら気分がいい時間帯があるでしょう。そんなときに5分間だけ歩いてみるのです。**

1日5分間のウォーキングを週に3日できるようになったら、次は10分間ウォーキングに挑戦しましょう。

ウォーキングの時間を5分ずつ延ばしていき、30〜40分間のウォーキングができるようになったら合格です。早歩きを入れられるようになるとさらに効果的で、「3分早歩き→3分ゆっくり歩き」を交互に続けるインターバル速歩というものにも挑戦してみてください。

そこまでたどり着いたら、心の状態は確実によくなっているはずです。続けると再発リスクも低くなります。体を動かすことが楽しくなったら、スポーツにチャレンジしてみるのもいいかもしれません。運動習慣をつける最強の方法は、趣味でやるスポーツを何か持つことです。

運動を習慣にするポイントは、頑張り過ぎないことです。

小さな目標をつくってコツコツ続けましょう。そうして、**他人と競おうとせず、楽しくマイペースで進めることです。**

運動すると新しい神経回路がつくられる

運動習慣が心に効く理由はまだあります。

運動すると、脳の神経細胞が増え、新しい神経回路が生まれることが、動物実験やヒトの研究でわかってきました。

神経細胞が増えることに疑問を抱いた方もいると思います。たしかに2000年くらいまでは、神経細胞は減るばかりで、増えることはないと考えられてきました。しかし、近年では、生まれた後もいくつかの脳領域では神経細胞ができ、大人になってからも新たにつくられることがわかっています。

それを、**神経新生（ニューロン新生）**といいます。

マウスを使った実験では、飼育ケースに輪回し器を入れたマウスは、何もないケースにいたマウスより、海馬《かいば》での神経新生が盛んに行われたと報告されています。

アメリカのピッツバーグで行われた120人の高齢者を対象とした研究では、週に3回ウォーキングをしたグループは1年間に海馬の体積が約2％増加し、ストレッチだけをしたグループは約2％減少しました。

海馬の体積が大きくなることは、心にとって大きな意味があります。

うつ病を何度もくり返している患者さんの脳をMRI（磁気共鳴画像）で調べたところ、健常者と比較して、海馬の体積が小さかったといいます。うつ病のリスクが低いとされる運動習慣のある人は、海馬の体積が大きいという報告もあります。

記憶力や学習能力において重要な役割を担っている海馬は、ストレス応答でも重要な役割を果たしており、海馬が活発にはたらいているほうが、心の状態を安定させてくれると考えられます。

海馬の体積が増えると、頭の回転もよくなるのではないかともいわれています。

事実、先ほどのマウスを使った実験では、運動していたマウスは、運動していなかったマウスより、記憶・学習課題の成績がよかったといいます。

ウォーキングなどの運動を始めない理由はどこにもないと思いませんか。

眠れないとストレスから回復できなくなる

睡眠の乱れも、隠れストレスのひとつです。

残業続きで睡眠時間がとれない、仕事上のストレスでよく眠れないという場合は、「体にとってよくないことをしている」と自覚しているでしょうが、スマホを使ったSNSへの投稿や動画チャンネルの視聴などで深夜遅くまで起きているときは楽しい時間を過ごしているのですから、睡眠時間が不足していることが気にならないのかもしれません。

しかし、睡眠不足が続くと、気づかないうちに脳や心の状態に深刻な悪影響を及ぼします。

睡眠時間とうつ病の発症に関連があることは明らかになっています。

よく眠れない状態はうつの症状のひとつですが、慢性的な不眠が続くと、うつ病を

睡眠時間は短くても長くても うつ病のリスクが高くなる

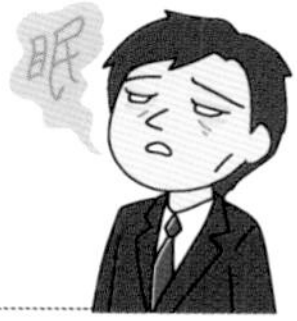

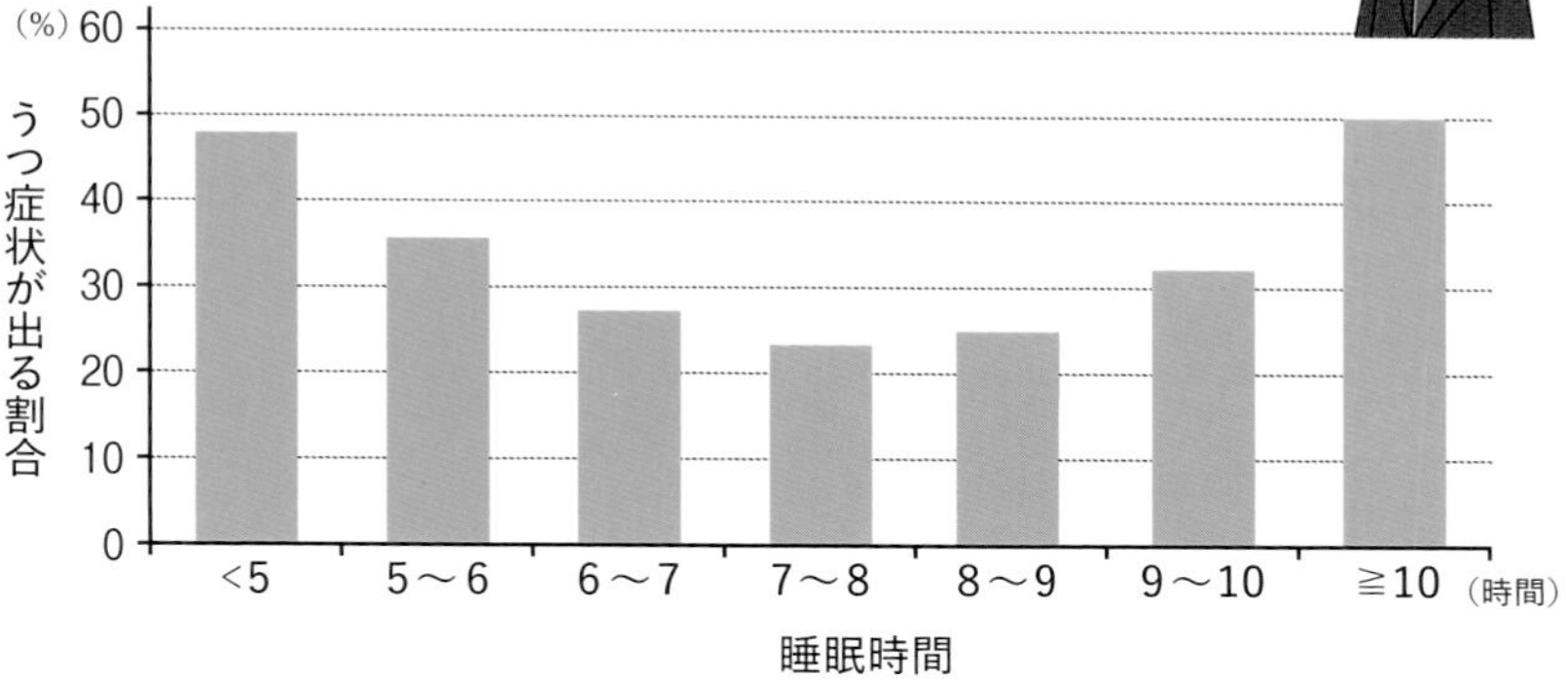

出典：Kaneita Y.et al.J Clin Psychiatry. 2006;67:196-203

起こしやすくなることもわかっています。

そもそも睡眠は何のためにあるのか。みなさんご存じのように、睡眠は体と脳を休めるための時間です。

自覚できるもの、できないもの含めていろいろなストレスで疲れている脳の休む時間が短くなれば、ストレスから回復しないまま朝を迎えることになります。そして、昼間に元気に活動できないために、さらに睡眠の質が悪化して、寝ているときに目が覚めたり、太陽が昇っていないのに目が覚めたりするようになります。

まさに悪循環。心の状態が低下していくのも時間の問題です。

眠れなくなると太りやすくなる

眠れなくなると、慢性炎症の引き金になる肥満にもつながります。

睡眠不足が続くと太りやすくなるのは、ホルモンの影響です。

食欲は、脳内で分泌《ぶんぴつ》されるホルモンのはたらきで増進したり、抑制されたりします。食欲を増進するのが空腹中枢を刺激する「グレリン」、食欲を抑制するのが満腹中枢を刺激する「レプチン」。

レプチンは、しっかり機能すると食べ過ぎることがないため、「やせホルモン」といわれることもあります。

睡眠時間が長いとレプチンの分泌量が増え、グレリンの分泌量が減少します。逆に、睡眠時間が短いとレプチンの分泌量が減少し、グレリンの分泌量が増えます。

つまり、睡眠不足が続くと、「もっと食べたい」という欲求が続くことになるのです。

アメリカのスタンフォード大学での調査では、8時間寝た人に比べて5時間しか寝ていない人はグレリンの量が約15％多く、レプチンの量が約15％低いという結果が出ています。

睡眠時間と肥満率を調査した研究をみても、**睡眠時間が5時間未満になると、急激に太りやすくなる**のがわかります。

睡眠不足が続くと日中の活動量が減り、睡眠の質が低下するのも問題です。

太るメカニズムは簡単で、摂取したエネルギーより消費したエネルギーが少なければ、余ったエネルギーが脂肪として蓄積されます。そして、消費エネルギーに大きく影響するのが、生きているだけで消費する基礎代謝です。

基礎代謝は1日に消費するカロリー全体の約7割。基礎代謝が落ちると、それだけ太りやすくなるということです。**睡眠の質が悪くなると、基礎代謝に大きな影響を与える成長ホルモンの分泌が悪くなり、太りやすい体になります。**

少しくらいならと睡眠時間を削る生活を続けていると、睡眠不足によるパフォーマンスの低下のみならず、気づかないうちに太りやすい体になり、それがさらに脳や心に悪影響を与えます。

睡眠時間が5時間未満の人は極端に太りやすくなる
～睡眠時間と肥満率～

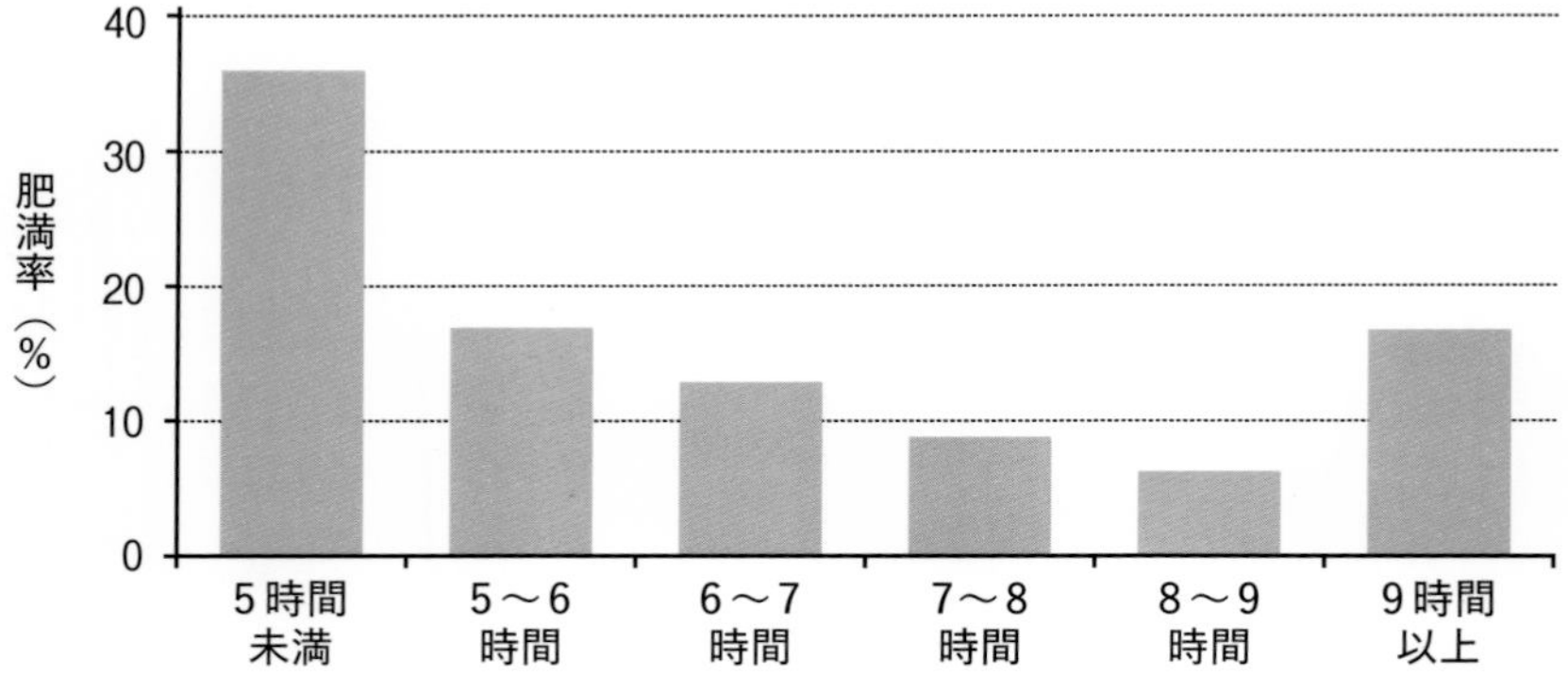

出典：National Library of Medicine（2006.3）

睡眠不足になると食欲が増進される

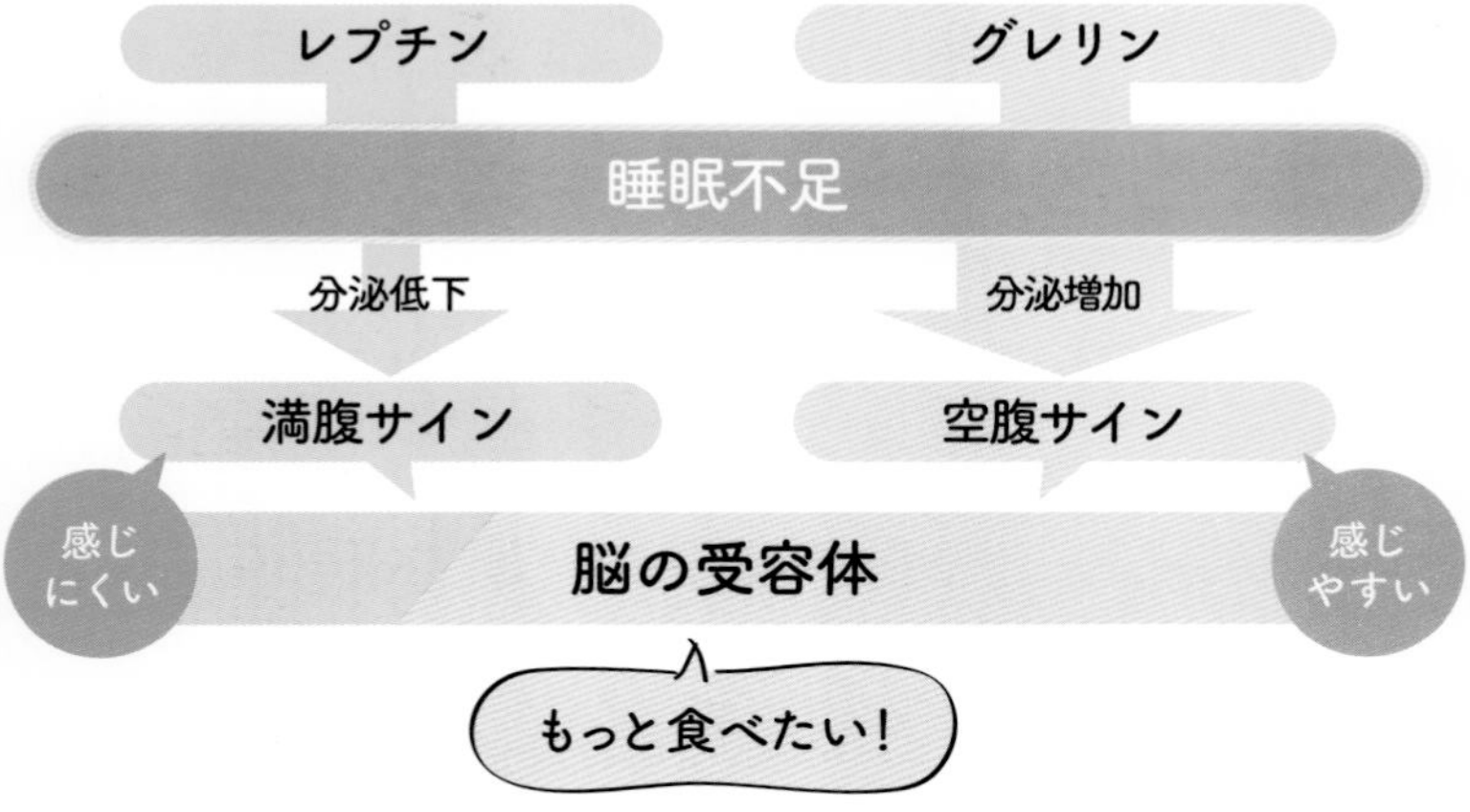

気をつけたい社会的時差ぼけ

睡眠不足は、その影響が蓄積してあたかも借金のように体にのしかかってくるので、睡眠不足の蓄積は「睡眠負債」とも呼ばれます。その負債を週末や休みの日に昼頃まで寝ることで返済し、疲労を回復しようという人も少なくありません。しかし、こうした休日の寝だめも、注意すべき習慣です。

仕事がある日とない日とで睡眠時間が異なると、「社会的時差ぼけ（ソーシャル・ジェットラグ）」になることがあります。十分に寝たはずなのに体がだるかったり、集中力が低下したり、日中に眠くなったり、眠る時間に眠れなくなったりなど、外国へ移動したわけでもないのに時差ぼけと同じ症状があらわれるのです。

社会的時差ぼけは比較的簡単に起こりやすく、休日に2日間朝寝坊しただけで体内時計が30〜45分遅れることがわかっています。時差ぼけ経験者ならわかると思いますが、一度リズムがずれると戻すのに数日かかることもあるので注意しましょう。

うつを遠ざける生活は、メリハリのある生活

必要な睡眠時間には個人差があり、「心の健康のためには何時間必要です」とはいい切れませんが、一般的に6時間以上8時間未満が妥当とされています。昼間に眠くなる人は、睡眠が足りていないか、睡眠の質が悪くなっていると思ってください。

しっかり眠れるようになるには、まず毎日決まった時間に起きて、太陽の光を浴び、朝食をとることです。第3章で紹介しましたが、体内時計をリセットすれば1日のリズムが崩れることはありません。

要するに、**睡眠には、規則正しい生活が第一**だということです。

朝、いつもの時間に起きて体内時計をリセットすると、夜になれば自然に眠くなります。というのは、朝日を浴びてから約16時間後に睡眠ホルモンといわれる「メラトニン」が分泌《ぶんぴつ》されるようになるからです。

そして、すぐに結果を求めないことです。
頑張り過ぎたり、結果にこだわったりすると、
逆にストレスになることがあるからです。

長期にわたる隠れストレスによって疲れ果てた心の状態に、
たんぱく質やミネラルを摂ったからといって、
少しウォーキングしたからといって、
すぐに変化があらわれるわけではありません。
肝心なのは、少しずつうつを遠ざける生活に変えていくことです。
プロローグでも述べましたが、うつ病は原則として治る病気です。
そして、大切なことは再び心の健康を損なわないことです。
そのために心がけることは、焦らず、ゆっくり。
生活を改めることでうつヌケを達成できたら、うつは一生遠ざけられます。

帝京大学医学部　精神神経科学講座主任教授　功刀　浩

著者紹介

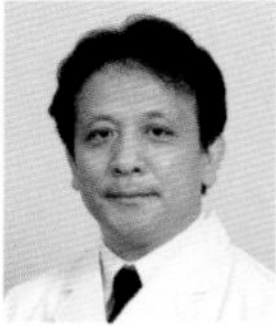

功刀 浩（くぬぎ・ひろし）

帝京大学医学部精神神経科学講座主任教授

1986年 東京大学医学部卒業。

医学博士、精神保健指定医、公認心理師、日本精神神経学会専門医・指導医、日本臨床栄養学会専門医・指導医、日本睡眠学会認定医、日本医師会認定産業医、日本臨床栄養協会理事、NR・サプリメントアドバイザー、日本栄養食糧学会参与、日本生物学的精神医学会評議員・前副理事長、日本うつ病学会評議員、日本神経精神薬理学会評議員。

うつ病、躁うつ病、統合失調症、認知症などの先端的脳科学研究や栄養学的研究により、日本の精神医学研究をリードする。精神科と栄養学の専門医をもつユニークな経歴をもち、日本でほとんど注目されてこなかった精神疾患の栄養学的側面に注目した臨床研究を精力的に進め、マスメディアにも多数取り上げられている。

薬だけに頼らず うつがみるみる遠ざかる 食べ方大全

2023年6月13日　第1刷発行

著　　者　功刀 浩

編 集 人　辺土名 悟
編　　集　わかさ出版
編集協力　洗川俊一
装　　丁　下村成子
本文デザイン　ドットスタジオ／G-clef
イラスト　石玉サコ
校　　正　東京出版サービスセンター、荒井よし子
発 行 人　山本周嗣
発 行 所　株式会社文響社
〒105-0001　東京都港区虎ノ門２丁目２－５
共同通信会館9階
ホームページ　https://bunkyosha.com
お問い合わせ　info@bunkyosha.com
印刷・製本　株式会社光邦

ISBN 978-4-86651-630-1

本書は専門家の監修のもと安全性に配慮して編集していますが、本書の内容を実践して万が一体調が悪化する場合は、すぐに中止して医師にご相談ください。また、疾患の状態には個人差があり、本書の内容がすべての人に当てはまるわけではないことをご承知おきのうえご覧ください。